Carla Zaplana

ZUMOS VERDES

Fuente de salud, belleza y bienestar

Grijalbo

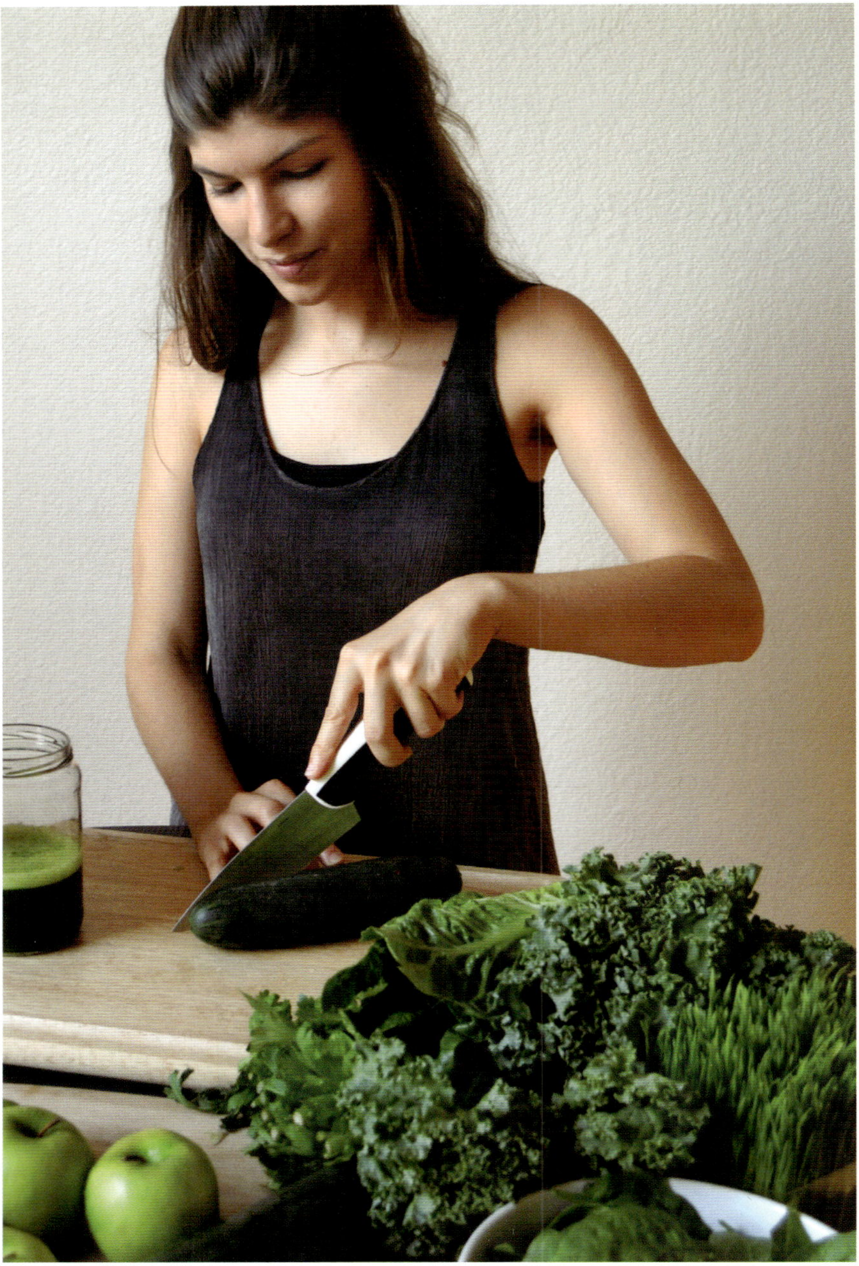

INTRODUCCIÓN

Mi amor por los zumos verdes es una historia apasionada y de desenfreno sin fin. Me cautivaron desde el primer sorbito. Desde aquel día hasta hoy, no he dejado de hablar sobre los increíbles efectos que han aportado a mi vida; no hay un solo miembro de mi familia que no los haya, al menos, probado, y no hay ni un paciente que salga de mi consulta sin estar convencido de que los zumos verdes serán la panacea para llegar a su mejor estado de salud.

Recuerdo haber descubierto este elixir verde en un momento de mi vida en el que todo eran desajustes. Cambio de país, otra cultura, nuevas costumbres y diferentes alimentos en mi plato... Estos cambios se reflejaron en mi salud física y anímica: aumentó mi peso, empezaron a aparecer granitos de acné por todo mi rostro y, sobre todo, lo que más noté fue la falta de energía; mi humor había cambiado y esa sonrisa que me caracterizaba iba desapareciendo.

Mi indiscutible fe en el poder curativo de los alimentos me llevó a indagar más profundamente sobre la alimentación del nuevo país, lo cual me abrió los ojos sobre la gran manipulación y monopolización de la industria alimentaria. Decidí entonces, renovar a mi estilo de alimentación, y buscar filosofías alternativas, diferentes a aquellas que me habían enseñado en la universidad. Así fue como creció mi interés por una alimentación basada en productos de origen vegetal. Empecé a seguir blogs de expertos en la nutrición vegana, como el Dr. Furham, el Dr. Bernard, el Dr. Hyman, Kriss Car y Kimberly Zinder. Me puse a leer libros sobre este tema, entre los cuales nunca me canso de recomendar *El estudio de China*, del Dr. T. Colin Campbell, en el que se desvelan estudios científicos sobre los efectos de los productos animales en el organismo humano; y, básicamente, realicé cambios no solo en mi cocina, sino también en mi estilo de vida.

Mis síntomas iban desapareciendo día tras día y esto me animaba diariamente a seguir realizando cambios en mi alimentación. Recuperé mi peso y los granitos de la cara iban desapareciendo; no me sentía tan cansada y mi buen humor volvía a surgir. Pero el apogeo llegó con el descubrimiento de los zumos verdes que, sin duda, no tardé ni un segundo en probar e incorporar a mi alimentación. Si el incremento de vegetales en mi dieta había causado todas estas buenas sensaciones y me estaba devolviendo mi Yo, ¿cómo sería tomar un cóctel molotov de verduras cada mañana? *Et voilà...!* ¡No pudo ser mejor! La energía, la vida y el optimismo matutino que me transmitía esta nueva bebida fue increíble. El café que me ayudaba a ser persona productiva todas las mañanas quedó totalmente aparcado; el elixir verde me daba tal «chute» de energía que me mantenía despierta y con gran vitalidad durante todo el día. Empecé a experimentar con diferentes mezclas de vegetales. Conociendo las propiedades de cada uno de los ingredientes, elaboraba remedios caseros bebibles para todo tipo de dolencias: dolor de cabeza, indigestión, mareos, acné, *anti-aging...*; y así fue como mis amigos empezaron a bromear y llamarme la «señorita de los zumos verdes». Y yo, feliz de que me llamaran así.

Con los zumos verdes todos mis «males» desaparecieron, mi energía creció exponencialmente y mi creatividad y entusiasmo florecieron como si la primavera hubiera resurgido en mí. A esta extraordinaria incorporación a mi alimentación no solo le atribuyo mi mejoría total a nivel físico, sino a nivel mental y, también, mi transformación emocional. Los zumos verdes me llevaron a querer seguir una alimentación así de vibrante, a comer limpio y querer eliminar todo aquello tóxico en mi vida. Sin duda, se reafirmó la premisa «somos lo que comemos» y así empecé a inundar mis platos de alimentos crudos; a alimentarme de tal modo que me mantuviera viva, alegre y con optimismo e ilusión por lo que hacía. Aquí se desencadenó mi otra pasión, la alimentación viva, crudivegana y Raw.

A medida que voy escribiendo estas palabras y las releo, siento como si estuviera hablando de un primer amor, como si estuviera perdidamente enamorada de los zumos verdes, pero es que así es y creo que así seguirá siendo. Es por eso por lo que me aventuro a escribir este libro, mi primer libro; para compartir los beneficios de los zumos verdes; para que tú también conozcas sus propiedades y puedas disfrutar de ellas y, quién sabe, puede que también te cambien la vida.

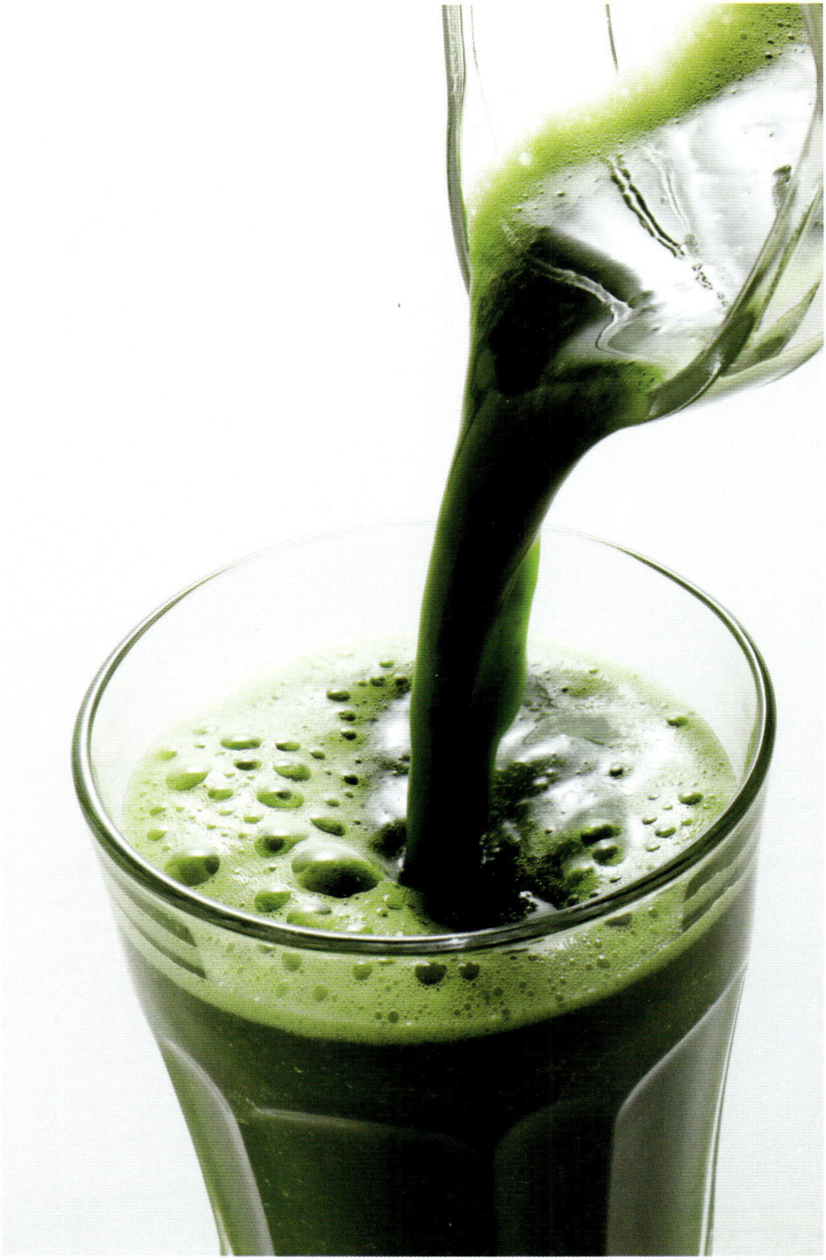

LOS BENEFICIOS DE LOS ZUMOS VERDES

La incorporación de los zumos verdes a la alimentación puede provocar un gran impacto en el buen estado de salud, ya que tienen tremendos efectos antioxidantes, depurativos y rejuvenecedores.

¿QUÉ SON LOS ZUMOS VERDES?

Los zumos verdes son zumos hechos a base de vegetales, y, sobre todo, vegetales de hoja verde (espinacas, lechuga, berros, col rizada, hojas de mostaza, rúcula, acelgas, perejil...) con un toque de dulzura procedente de la fruta.

Son una bomba explosiva de energía, pues sus principales componentes son:

Agua: nuestro cuerpo está formado en más de un 65 % por agua, y esta está presente en cada una de las funciones que este realiza. Los zumos verdes nos aportan hidratación y calidad.

Proteínas: los zumos vegetales nos aportan grandes cantidades de aminoácidos de muy fácil absorción.

Carbohidratos: los zumos están repletos de carbohidratos (azúcares simples y almidones). Los carbohidratos son la fuente principal de energía de nuestro cuerpo.

Ácidos grasos esenciales: se encuentran en muy pocas cantidades en los zumos vegetales y son las hojas verdes las responsables de este pequeño aporte.

Micronutrientes: los zumos verdes son una bomba de vitaminas y minerales. Son muy ricos en vitaminas hidrosolubles, como las del grupo B (a excepción de la B12), y también nos aportan vitaminas liposolubles, como la A y la K, y carotenos (precursores de la vitamina A).

Enzimas: son el motor esencial de activación de cada una de las miles de reacciones químicas que suceden en nuestro cuerpo. Sin ellas, la vida no sería posible más de tres minutos seguidos. Las enzimas se destruyen con una cocción de los alimentos superior a los 45 °C, así que los zumos verdes son una incalculable fuente de estas.

Fitoquímicos: son los elementos que dan color, olor y textura a las plantas y tienen un efecto protector contra sus depredadores. En el cuerpo humano mantienen esta misma función protectora, que ofrece propiedades anti inflamatorias, anticancerígenas y fortalecedoras del sistema inmunológico.

¿QUÉ BENEFICIOS NOS APORTAN?

En nuestras ajetreadas rutinas no damos cabida ni valor al cuidado de nuestro cuerpo. El estrés, los agobios, la contaminación, las toxinas que nos rodean..., son factores que hacen que nuestro organismo se vaya debilitando, pierda energía y llegue a enfermar. Para poder combatir el efecto nocivo de todo esto, nuestro cuerpo necesitará proveerse de vitaminas, minerales, enzimas activas y otras sustancias encargadas de proteger nuestras células y reparar tejidos. Sin duda, una de las mejores maneras de lograr una buena dosis de estos maravillosos micronutrientes son los famosos zumos verdes.

Los zumos verdes no son una invención del siglo XXI, ni tampoco se trata de una moda pasajera. Los zumos verdes han llegado a nuestras vidas y están aquí para quedarse.

Cóctel de vitaminas y minerales

¿Cuántas veces hemos oído que «cinco al día» es la recomendación de frutas y verduras para cubrir las necesidades de micronutrientes del organismo? Sin embargo, somos muy pocos los que de manera consciente logramos consumir las cantidades necesarias de vegetales. En la toma de un zumo verde estamos concentrando todos los beneficios de ¿cuántos vegetales? Tantos como ingredientes lleva nuestra mezcla. Cabe decir que los vegetales de hoja verde son unos de los alimentos naturales con más densidad nutricional del planeta; es decir; que con un simple zumo verde al día podemos llegar a alcanzar los niveles de micronutrientes recomendados por la ADA (American Dietetics Association).

Efecto alcalinizante

La sangre tiene un pH natural de 7,35-7,45, ligeramente alcalino, ya que 7 es un estado neutro. En su libro *The pH Miracle*, el doctor Robert Young dice «el nivel de pH de los fluidos del cuerpo afecta a cada una de las células. Para completar los procesos metabólicos, el cuerpo necesita un ambiente alcalino. Un estado de acidificación constante daña los tejidos del cuerpo e interrumpe toda actividad y función celular, desde el latido del corazón hasta la actividad neuronal del cerebro. En otras palabras, un estado ácido es la raíz de todas las enfermedades». También otros estudios recientes nos indican que las células cancerígenas no son capaces de reproducirse en un ambiente alcalino. Así que el consumo habitual de zumos verdes en nuestra alimentación nos ayudará a prevenir enfermedades degenerativas tan severas como el alzhéimer y el cáncer.

Los vegetales y las frutas maduras son los únicos alimentos naturales que tienen un efecto claramente alcalino sobre el cuerpo; por eso es tan importante que estén presentes cada día en la dieta.

Efecto depurativo

La rica composición de sustancias que nos aportan los zumos verdes será esencial para poder activar el proceso natural de detoxificación (DETOX) del cuerpo y, como tal, facilitar la pérdida de peso. Por otra parte, al no requerir digestión, el organismo podrá focalizar su energía en depurar, reparar tejidos y fortalecer tu salud.

Oxigenación de la sangre

Los vegetales de hoja verde son muy ricos en clorofila, el pigmento vegetal que les da el color verde. Este pigmento tiene una estructura molecular prácticamente idéntica a la de la hemoglobina —la proteína encargada de transportar el oxígeno de la sangre a todas las células del cuerpo—. Esta semejanza hace que, cuando ingerimos clorofila, se convierta rápidamente en hemoglobina y, consecuentemente, aumente la capacidad de oxigenación de la sangre. El oxígeno es el elemento más importante para mantener las células vivas y en funcionamiento.

Regulación del tránsito intestinal

Aunque no suelen aportar mucha fibra —ya que, para hacer los zumos, descartamos la pulpa y la piel de los vegetales y las frutas—, los zumos verdes son un buen aliado cuando hay tendencia al estreñimiento. Según el modelo de licuadora, los zumos saldrán con más grumos o menos, que son básicamente fibra que estimulará aún más los movimientos intestinales.

Si tiendes a sufrir de barriga hinchada de forma regular o padeces de colon irritable, te aconsejo colar bien el zumo antes de beberlo.

Retraso del envejecimiento

Los zumos verdes son una gran fuente de antioxidantes. La función principal de los antioxidantes es combatir los radicales libres, que son moléculas que dañan las células del cuerpo y aceleran el proceso de envejecimiento. Los radicales libres son residuos naturales de los procesos metabólicos del organismo, pero también pueden venir de factores externos, como la contaminación, el tabaco, los alimentos procesados y los fritos. Seguir un estilo de vida saludable e incrementar el consumo de vegetales y zumos verdes se verá reflejado en un pelo brillante y fuerte y una piel más suave, tonificada y joven.

Algunos «zumoverdeadictos», entre ellos yo misma, afirman que tomar zumos vegetales les ha ayudado a suavizar arrugas faciales y eliminar finas líneas. Así que nada de bisturís ni potingues llenos de químicos, este elixir verde será tu mejor método *anti-aging* (antiedad). Recuerda siempre que un cuerpo sano y bello por dentro se reflejará en una piel radiante por fuera.

Chute de energía

¿Te levantas cada mañana con la necesidad urgente de tomar una buena taza de café para poder «funcionar»? Tómate un buen zumo verde y verás cómo se te abren los ojos de golpe. Este elixir verde está cargado de energía y vitalidad; nos aporta grandes cantidades de micronutrientes como vitaminas y minerales, y, sobre todo, de enzimas activas. Además, al tratarse de un líquido, el cuerpo no debe hacer ningún proceso de digestión; es decir, todos los nutrientes del zumo pasan directamente a la sangre y proporcionan una sensación revitalizante y de energía momentánea impresionante.

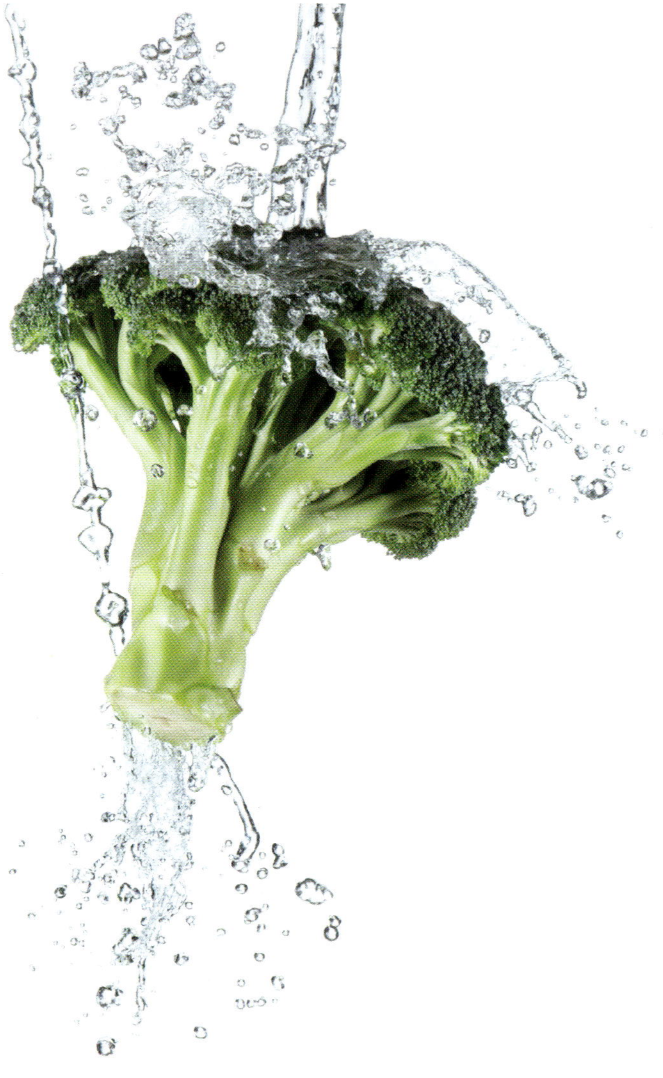

ELABORACIÓN DE LOS ZUMOS VERDES

En las siguientes páginas descubrirás qué extractor de zumos es el que más te conviene, la fórmula mágica para elaborar tus propios zumos y algunos trucos para mejorar la calidad de tus zumos y la salud de tu bolsillo.

¿QUÉ HERRAMIENTAS NECESITO PARA PREPARAR UN ZUMO?

Tanto si eres un recién llegado al mundo de los zumos vegetales como si ya forman parte de tu rutina diaria, puede ser que en algún momento te hayas preguntado qué tipo de extractor te iría mejor.

En este apartado te cuento los diferentes tipos de extractores que puedes encontrar en el mercado, junto con sus pros y contras, para ayudarte a tomar la mejor decisión y obtener el mejor rendimiento de la inversión que hagas.

Extractor por centrifugación o licuadora

Es el más común y utilizado. Tiene un diseño vertical con una apertura cilíndrica central —por donde se introducen las frutas y verduras— que desemboca en una cesta metálica con función de filtro. La base de esta cesta son una serie de hojas pequeñas que, cuando son sometidas a un movimiento de centrifugación a altas revoluciones, muelen los vegetales. La velocidad de rotación de la cesta hace que los trocitos de vegetales choquen contra las paredes del filtro y el zumo se cuele y se libere a través de un pequeño surtidor y quede separado de la fibra. La pulpa queda dentro del extractor o es expulsada a un contenedor a través de un segundo surtidor.

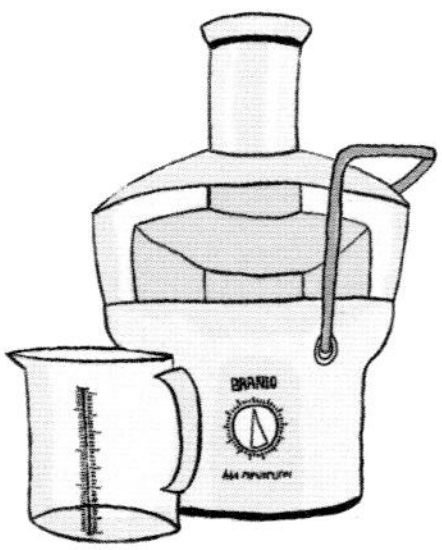

Aspectos positivos:

—Es el más rápido. Exprime los vegetales enseguida y es ideal si no se dispone de mucho tiempo.

—No hay que cortar las verduras ni las frutas a trocitos muy pequeños, lo que también agiliza la preparación.

—Es la modalidad más económica.

Aspectos negativos:

—No es muy eficiente, pues la pulpa sale muy húmeda. Necesitaremos más vegetales para obtener la misma cantidad de zumo que si utilizáramos un extractor de masticación.

— No es muy eficiente a la hora de extraer zumo de los vegetales de hoja verde en

comparación con los otros. El truco, en este caso, es enrollar los vegetales de hoja verde haciendo una pelota comprimida; así parece que se saca más provecho.
— Solo puede hacer zumos; las otras modalidades, en cambio, tienen otras funciones que se comentarán más adelante.
— Generalmente, suele ser muy ruidoso.
— Opera a alta velocidad. El hecho de trabajar a muchas revoluciones genera calor y aumenta la temperatura del zumo, a la vez que también lo pone en contacto con más aire, lo que lo oxida. El resultado es una pérdida considerable de nutrientes, antioxidantes y enzimas del zumo.

Extractor por masticación (Cold Press Juicer)

Básicamente, mastica la fruta y las verduras con el uso de un eje en forma de tornillo o espiral. Los vegetales son aplastados y presionados contra las paredes de un filtro metálico, por donde se escapa el zumo y se separa de la fibra; tanto la pulpa como el zumo son expulsados del extractor y recogidos en dos contenedores diferentes.

Aspectos positivos:

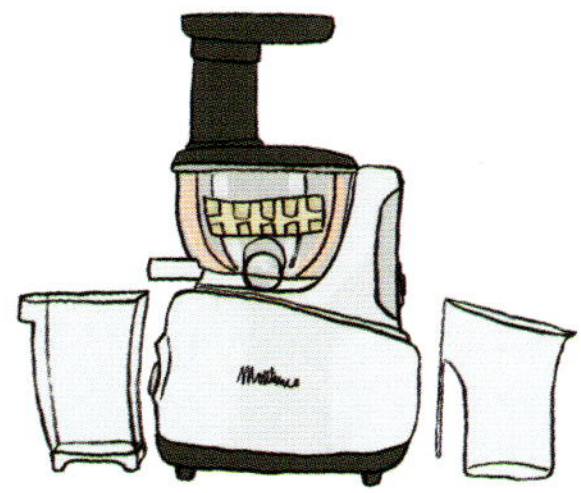

—La extracción del zumo es más lenta que con el de centrifugación y, por lo tanto, la temperatura no aumenta y se conservan la mayoría de los micronutrientes (vitaminas, minerales y enzimas). Además, el zumo no se airea tanto y la oxidación es notablemente menor. Por lo tanto, el valor nutricional del zumo será superior y obtendremos más beneficios. Esta técnica de extracción sin alteración de la temperatura del zumo se llama Cold Press.
—Puede extraer zumo de cualquier tipo de fruta y vegetal, incluso de hojas verdes y germinado de trigo (*wheatgrass*).
—Extrae más cantidad de zumo. La pulpa sobrante sale mucho más seca.
—Tiene más funcionalidades, como preparar leches vegetales y cremas de frutos secos, desmenuzar vegetales e incluso moler café.
— Es más silencioso que el de centrifugación.

Aspectos negativos:

—El precio es considerablemente más elevado que el de centrifugación.

—Pide más tiempo. Opera a menos revoluciones y la apertura por donde se introducen los ingredientes suele ser más pequeña, por lo que se tienen que cortar a trocitos más pequeños.

Reflexiones finales antes de comprar un extractor

La mejor recomendación a la hora de comprar un extractor es tener clara la funcionalidad que le queremos dar y la frecuencia de uso. Si, de momento, tienes un presupuesto limitado y/o simplemente quieres empezar a introducir los zumos vegetales en tu alimentación, un extractor por centrifugación puede ahorrarte tiempo en la preparación y dinero en la compra del electrodoméstico. Si buscas extraer más beneficios de las frutas y verduras, y el bolsillo te lo permite, los extractores por masticación son una de las mejores opciones. No solo obtendrás más nutrientes en cada zumo, sino que a la larga acabarás ahorrando dinero en la compra de vegetales, puesto que este tipo de extractor saca más zumo de cada ingrediente y aprovecha y procesa mejor los vegetales de hoja verde. Otro aspecto que hay que considerar es que tiene más de una función, ya que también hace leches vegetales y cremas de frutos secos, entre otros.

Con respecto a la limpieza y mantenimiento, sea cual sea el extractor que compres, para conservarlo en buen estado, habrá que limpiarlo después de cada extracción. Usa un estropajo pequeño con mango o simplemente un cepillo de dientes para limpiar bien todos los rincones. Es cuestión de práctica: la primera vez le dedicarás más rato, pero con el tiempo acabarás invirtiendo solo cinco minutos. Y eso sí, te aconsejo lavarlo antes de tomar el zumo. De esta manera la pulpa no tendrá tiempo de secarse y quedar incrustada en todos los rincones. Además, una vez tomado el zumo, seguro que sentirás más pereza.

¿QUÉ INGREDIENTES NECESITO PARA PREPARAR EL ZUMO VERDE?

Ahora que ya conoces gran parte de sus beneficios y sabes qué electrodoméstico encaja mejor con tus necesidades, no te queda más que prepararte un buen zumo y empezar a experimentarlo por ti mismo.

Pero, ¿por dónde empezamos? Primero de todo, deberemos tener los ingredien-

FÓRMULA PARA EL ZUMO VERDE

BASE
apio, pepino

HOJAS VERDES
A escoger uno o varios entre:
lechuga, espinacas, col, kale, *diente de león*

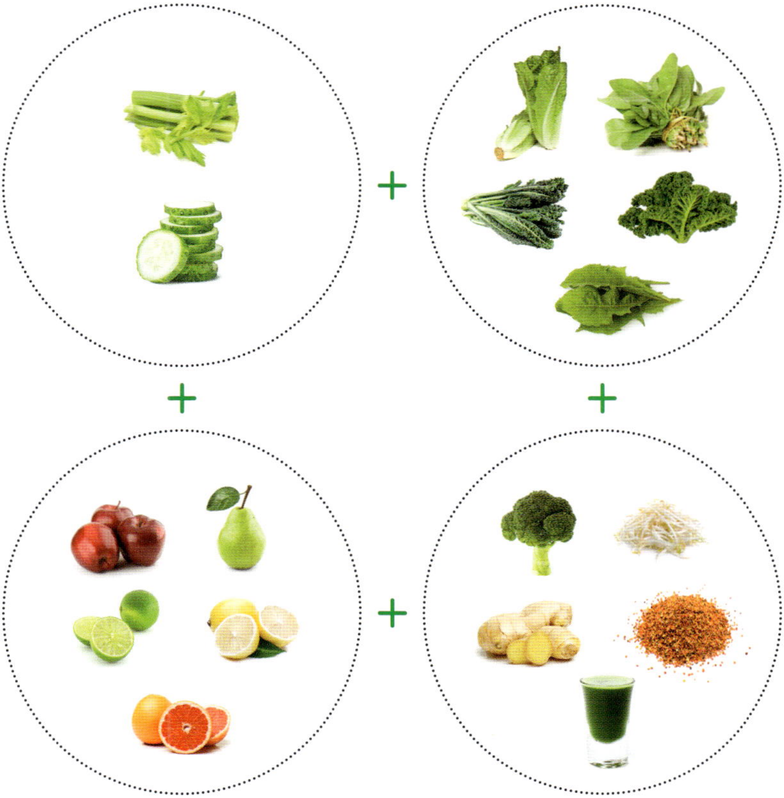

FRUTA
A escoger uno o varios entre:
manzana, pera, limón, lima, pomelo

OTRAS DELICIAS
A escoger uno o varios entre:
brócoli, brotes, jengibre, polen
hierba de trigo (wheatgrass)

tes, y ¿cuáles son los ingredientes principales para elaborar un zumo verde? Bien, a medida que vayas explorando y adentrándote en el mundo de los zumos vegetales, tú mismo irás haciendo variaciones y experimentarás con diferentes alimentos, pero, para empezar, te doy las pautas para preparar un zumo verde básico.

1. ***Verde que te quiero verde:*** escoge uno de este grupo: hojas de *kale* (col verde o rizada), espinacas, lechuga o acelgas.
2. ***Hidratación:*** elige uno o dos de este grupo: apio, pepino o hinojo.
3. ***Toque dulzón***: elige uno o dos de este grupo: limón, pomelo, manzana o pera.
4. ***Toppings:*** opcional. Elige dos o tres: jengibre, polen, *wheatgrass* o espirulina.

Preparación

1. Limpia bien tus vegetales

Uno de los métodos que más me gusta es mojar los ingredientes con una mezcla de un vaso de agua con dos cucharadas de vinagre de manzana, con la ayuda de una botella de espray. Hay que dejar actuar la mezcla durante unos cinco o diez minutos antes de enjuagar los vegetales con agua fría y utilizaremos un cepillo para verduras para lavar la superficie de las raíces, como zanahorias y remolacha. Este proceso de lavado nos ayudará a eliminar la suciedad y las ceras comerciales, aunque no los productos químicos.

Los vegetales de los zumos deberían ser tan ecológicos como sea posible, ya que la calidad y la cantidad de los micronutrientes es considerablemente diferente a la de los convencionales. Además, evitaremos ingerir pesticidas, herbicidas y otros tóxicos, que son imposibles de quitar y que resultan muy nocivos para el organismo.

Si tus ingredientes no son orgánicos, te recomiendo que los peles. Aunque sí es cierto que gran parte de las vitaminas y de los minerales se concentran en la piel, también es aquí donde se encuentra la mayor cantidad de residuos químicos (fertilizantes, herbicidas, pesticidas...) y, por mucho enjuague con vinagre que les apliquemos, estos no desaparecerán. Así que zumos verdes y productos orgánicos van de la mano. Aun así, siempre será mejor tomar un zumo verde hecho con ingredientes cultivados de forma convencional que, NO tomarlo. El efecto depurativo y detoxificante de los propios zumos verdes nos ayudará a neutralizar los efectos nocivos.

2. Corta los ingredientes

Según el tamaño de la boca de tu extractor de zumos, deberás cortar la fruta y los vegetales más o menos pequeños.

3. Enciende el extractor e introduce los ingredientes
Te aconsejo que vayas alternando los ingredientes más fibrosos con los que lo son menos; por ejemplo, mete dos ramitas de apio seguidas de medio pepino, para que no se atasque el extractor y el agua vaya limpiando y empujando para abajo todos los ingredientes. Vuelve a pasar por el extractor la pulpa sobrante para sacarle aún más zumo.

Dependiendo también del tipo de licuadora o extractor de zumos que tengas, este paso te va a ocupar cinco segundos o cinco minutos.

4. Cuela el zumo
Este paso es opcional. A pesar de utilizar una licuadora o extractor de zumos, muchas veces nos quedan trazas o restos de pulpa. Si queremos una textura 100 % líquida, hay que colar el zumo con la ayuda de un colador chino o colador de agujeros muy pequeños o con un trapo para hacer quesos.

Truco para alargar el zumo: siempre se podrá alargar el zumo agregándole agua natural o agua de coco.

Azúcar en tu zumo

¿Te apetece un zumo de zanahoria, manzana, naranja y piña? Quién va a decirle que no a este superdulce delicioso, ¿verdad? Aun así hay algo que debemos considerar...

Las frutas y, en menor cantidad, las raíces, como la remolacha y la zanahoria, son ricas en azúcares. Cuando hacemos zumo con estos ingredientes descartamos por completo su fibra, y esta es la que nos ayuda a ralentizar la absorción de los azúcares. En ausencia de fibra, los azúcares se absorben rápidamente provocando un pico en sangre y una fuerte respuesta de la insulina (hormona que regula los niveles de azúcar en sangre). Si los niveles de insulina se disparan de forma continua, pueden desencadenar desequilibrios metabólicos y generar diabetes y aumento de peso. Las mejores frutas para utilizar en los zumos vegetales serán las de bajo índice glucémico, como la manzana o la pera verdes, el limón, la lima y el pomelo. Así que, como decía el Dr. Walker, pionero en el campo de los zumos vegetales y la salud nutricional: «Bebe tus vegetales y come tus frutas».

El propósito de tomar zumos verdes es, al fin y al cabo, reequilibrar y restaurar la salud de uno mismo. Así que mi recomendación es que nunca falten vegetales de hojas verdes en los zumos y, en caso de que este contenga varias frutas o vegetales, asegúrate de tomarlo antes de practicar ejercicio físico o para desayunar, cuando aún tienes toda la mañana por adelante para gastar estos azúcares.

Las personas que padecen de diabetes o candidiasis pueden seguir disfrutando de estos maravillosos elixires verdes, siempre que no contengan raíces ni otras frutas que no sean el limón, la lima, y el pepino.

Rotación de vegetales de hoja verde

Y ahora te preguntarás: ¿Qué hay de malo en añadir dos puñados de espinacas a mi zumo verde de todas las mañanas? Bien, no nos alarmemos si así lo has estado haciendo hasta ahora, pero sí es bueno y recomendable intercalar el tipo de hoja verde que utilizas en tus bebidas vegetales. Mis razones principales son dos:

1. Evitar el efecto tóxico de sus antinutrientes

Todas las hojas verdes contienen una sustancia que les sirve de protección contra sus depredadores. Por ejemplo, los oxalatos en las espinacas pueden ser problemáticos para las personas que tienen tendencia a crear piedras en los riñones. O en el caso de la familia de los crucíferos (*kale*, otras coles, brócoli, coles de Bruselas...), encontramos los goitrógenos, que pueden interferir en la salud de la tiroides en aquellas personas que ya son sensibles.

De todos modos, para una persona que está sana, es seguro comer estos tipos de vegetales a menudo. Será muy poco probable que experimente un grado de toxicidad consumiendo una dieta limpia y equilibrada. En el caso de estar sano, pero seguir una alimentación crudivegana, donde el consumo de dos y hasta tres manojos de verde diarios es posible, sí es importante considerar la rotación y variedad como un hábito.

2. Valor nutricional

Sencillamente, diferentes tipos de vegetales nos aportan distintos nutrientes en diferentes grados. Por ejemplo, la *kale* nos da más hierro y calcio que las espinacas. O la rúcula nos aporta más vitamina A y C que la lechuga.

Entonces será bueno elegir y alternar hojas verdes de diferentes familias (ya que dentro de una misma familia comparten los mismos antinutrientes y muy similares propiedades nutricionales). Aquí puedes ver una pequeña clasificación:

– ***Brassicaceae/Crucíferas***: *kale*, otras coles, coles de Bruselas, *bock choy*, rúcula, brócoli, hojas de rábano y hojas de mostaza.
– ***Asteraceae***: todo tipo de lechugas y hojas de diente de león.
– ***Amaranthaceae***: espinacas, acelgas y hojas de remolacha.
– ***Apiaceae***: apio, cilantro, perejil y hojas de zanahoria.

Trucos para ahorrar en la compra de los ingredientes

Instaurar la práctica de zumos verdes a diario se puede notar en el bolsillo; esto nadie lo va a cuestionar, pero sin duda será la mejor inversión en salud que podrás regalarte. En casa siempre decimos que «¡La salud no tiene precio!» Y así es, porque, piensa, ¿qué haríamos sin salud?, ¿de qué nos serviría todo el oro del mundo si no nos pudiéramos levantar de la cama?

Pero vamos a ser prácticos y realistas, porque como a ti, a mí tampoco me gusta gastar más dinero del necesario en mis compras cuando hay algunos truquitos que me pueden ayudar a reducir el coste total.

Compra en el mercado de agricultores

En muchas ocasiones podremos encontrar los productos de temporada hasta un 50 % más baratos que en el supermercado. Incluso si eres un cliente asiduo a un mismo tenderete, puede que entables buena relación con el agricultor y logres algún descuento o algún vegetal extra de regalo.

Compra en packs que estén de oferta

Puede que no sea una buena idea para todos los vegetales, pero sí para aquellos que más puedes utilizar, como las lechugas, las manzanas, el apio... Comprar en grandes cantidades abarata el coste final y, además, te incentivará a prepararte zumo cada día. De esta manera seguro que no se te estropean los ingredientes.

Evita comprar bolsas con los ingredientes limpios y bien cortaditos

Su coste es extremadamente más elevado que comprar el vegetal entero y nunca tendrá la misma frescura. Además, por lo general, los envases y las bolsas de preparados llevan gases conservantes para alargar la vida del producto.

Compra productos de temporada

Básicamente, serán los que estarán a mejor precio porque su producción será más elevada en ese momento. Las manzanas son más económicas durante los meses de frío, mientras que los pepinos en verano están a menos de la mitad de su precio habitual. Intercambia los ingredientes según la estación; por ejemplo, utiliza más *kale* durante los meses de invierno y sustitúyela por lechuga en los meses de verano.

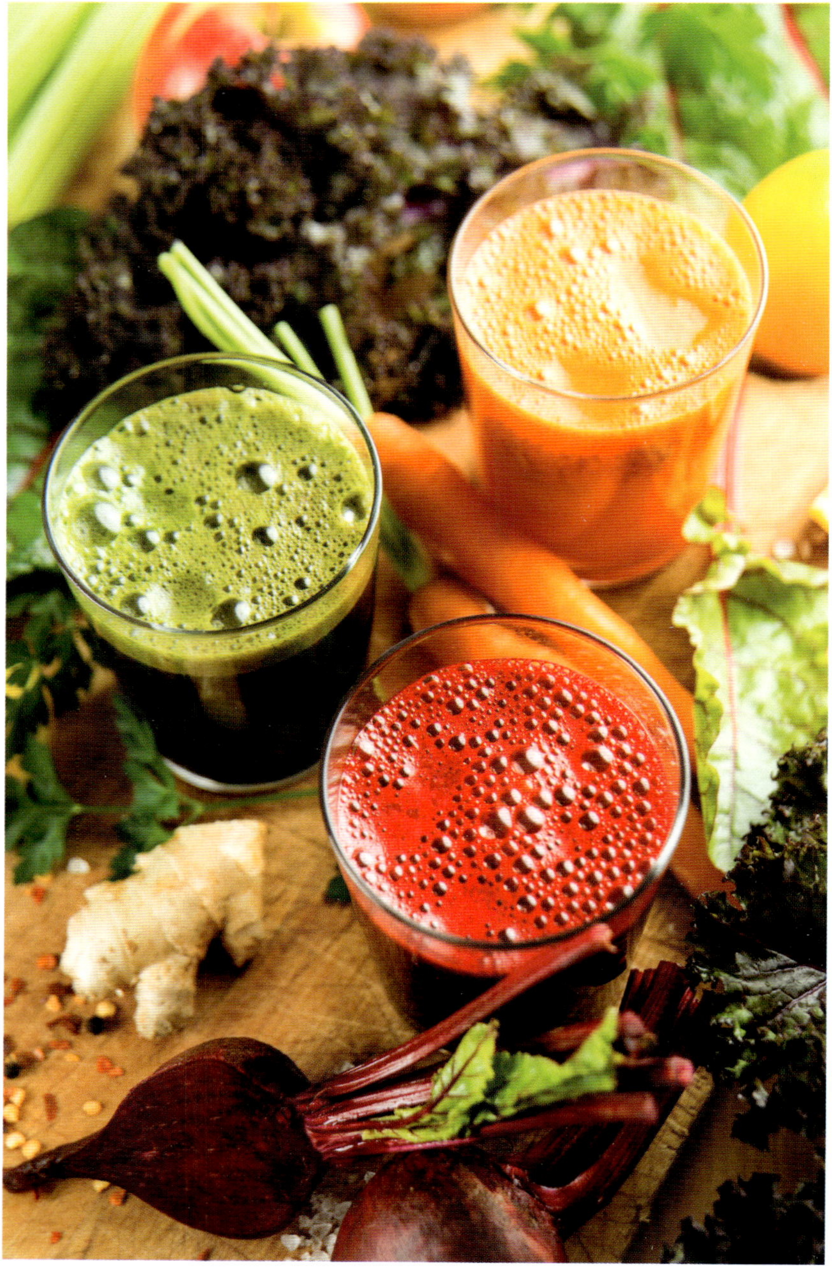

INGREDIENTES MÁS UTILIZADOS EN LOS ZUMOS VERDES

En los zumos verdes siempre se suelen utilizar los mismos ingredientes, y es que todos ellos comparten las mismas propiedades, que son las que buscamos al tomar un zumo vegetal. Todos estos ingredientes se caracterizan por su gran efecto alcalinizante, hidratador y por su riqueza en vitaminas y minerales. En las siguientes páginas hago una pequeña descripción de cada uno de ellos.

KALE (COL VERDE O RIZADA)

PROPIEDADES

- La *kale* tiene un perfecto equilibrio entre sus minerales, de forma que el calcio que aporta es de mejor absorción y fijación que el de la leche. Este vegetal es uno de los más apreciados para la buena salud de los huesos y la prevención de la osteoporosis.
- La *kale*, por sus propiedades antiácidas y anti inflamatorias, es uno de los mejores antiácidos naturales. Tomada cruda en licuado es ideal para el tratamiento de las úlceras de estómago y de duodeno y para las inflamaciones intestinales.
- Está estrechamente relacionada con la prevención del cáncer.
- Ayuda a eliminar los líquidos acumulados en el cuerpo, por lo que es muy eficaz en el tratamiento de la diabetes, la obesidad, el ácido úrico y las enfermedades del corazón relacionadas con la retención de líquidos.
- Pertenece a la familia de las crucíferas, y como tal, interviene en la producción hormonal de la tiroides, por lo que es recomendable no tomarla o no abusar de ella en caso de hipertiroidismo o hipotiroidismo.

Existe una amplia variedad de coles. Probablemente, la que mejor conocemos sea la col rizada, pero poco a poco empezamos a ver la col kale, *nativa de la costa sur y oeste de Europa, que se cultiva muchísimo en los Estados Unidos y que, además de tener las propiedades de la col común, es muy rica en hierro.*

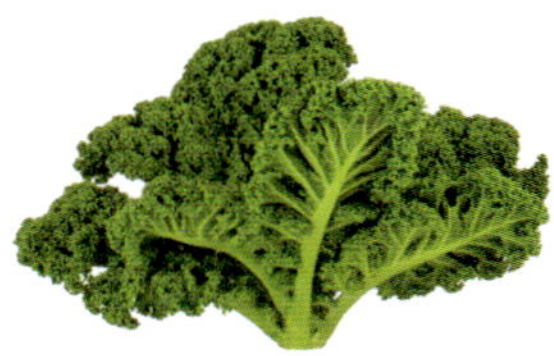

COMPOSICIÓN

- La *kale* es muy rica en vitaminas A y C. También contiene ácido fólico (vitamina B9) y vitamina B3. El potasio y el calcio son los minerales que más presentes están en la col, seguidos de fósforo y magnesio.

DIENTE DE LEÓN

PROPIEDADES

— Las hojas tiernas y frescas de diente de león son muy nutritivas. Son un ingrediente muy útil para desintoxicar, purificar y fortalecer la sangre y muy recomendado para remediar la anemia. Aumenta la producción de glóbulos rojos, elimina el ácido úrico y regula la tensión arterial.

— Tiene un efecto diurético que estimula y purifica los riñones, por lo que es muy recomendado para remediar infecciones urinarias y piedras en los riñones. A diferencia de otros diuréticos, que provocan una pérdida de potasio, el diente de león no disminuye el potasio del organismo.

— Es un tónico de sabor amargo que estimula la producción de bilis y alivia el hígado congestionado. Tiene efectos laxantes suaves y se ha utilizado para aliviar el estreñimiento. También estimula el apetito y mejora los trastornos gástricos.

— Tiene grandes propiedades para tratar afecciones de la piel como psoriasis, erupciones o eczemas.

— El diente de león también está recomendado en casos de artritis, reumatismo y otros trastornos crónicos de las articulaciones. Equilibra desarreglos de la menstruación y estimula la producción de leche materna.

De pequeños, todos hemos jugado alguna vez a soplar las flores de esta planta con apariencia de algodón. El nombre de diente de león se debe a sus hojas dentadas, que recuerdan a los dientes triangulares y desiguales de un león. En los zumos verdes utilizaremos las hojas de esta planta.

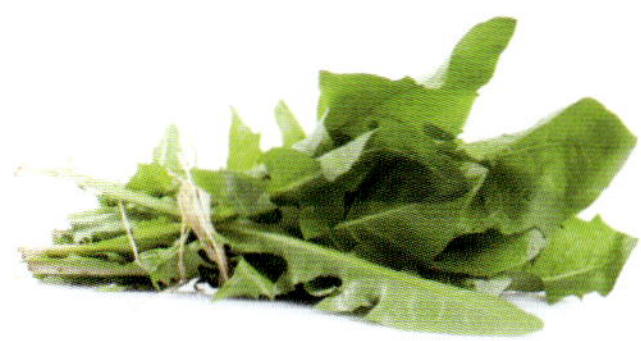

COMPOSICIÓN

— Tiene un contenido muy alto de vitamina A, vitaminas B (sobre todo ácido fólico), vitamina C y D. También es especialmente rico en hierro, y además es una buena fuente de calcio, potasio, cinc y cobre.

ESPINACAS

PROPIEDADES

- Debido a su gran aporte en hierro, su consumo regular aumenta los niveles de hemoglobina en sangre.
- Las espinacas tienen la propiedad de proteger las membranas mucosas del estómago y, por lo tanto, de prevenir la aparición de úlceras gástricas.
- También previenen la deficiencia de vitamina A, el escozor y la sequedad en los ojos y las úlceras oculares.
- Posee antioxidantes que fortalecen los músculos, especialmente los del corazón; es por este motivo que previenen las enfermedades cardiovasculares, la hipertensión y los trastornos coronarios.

Las espinacas, a pesar de su controversia por su elevado contenido de histamina (que produce respuestas del sistema inmunitario en personas que no la toleran bien), es a la vez uno de los vegetales más valorados en las dietas veganas, ya que es una de las hojas que más proteínas y hierro contiene.

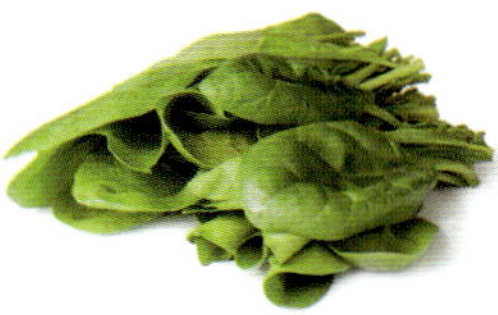

CONTENIDO

- Aparte de su destacable contenido en proteínas, son una excelente fuente natural de vitaminas y minerales. En cuanto a las vitaminas, las espinacas son ricas en vitaminas A, C, E y K, como también en vitaminas del grupo B (B6, B2, B1) y ácido fólico (vitamina B9).
- Dentro de su aporte en minerales, destacan el calcio, el hierro, el potasio, el magnesio, el manganeso y el fósforo.

LECHUGA

PROPIEDADES

— La lechuga es conocida por sus efectos sedantes sobre el organismo. Ayuda a calmar los nervios y a controlar las palpitaciones, por lo que es un alimento muy recomendable en casos de insomnio.

— Tomada antes de las comidas, en forma de ensalada o de zumo, tonifica el estómago y facilita las digestiones.

— Es muy aconsejable consumir lechuga en casos de insuficiencia renal, ya que sus propiedades diuréticas estimulan la función de los riñones. Este poder diurético, junto con su alto contenido en fibra, ayuda a disminuir la presencia de azúcar en sangre. Así pues, la lechuga es muy recomendable en personas diabéticas.

— Mejora la circulación, ayuda a prevenir la arteriosclerosis y disminuye el colesterol de la sangre.

— Durante el embarazo, la lechuga es una buena fuente de ácido fólico, vitamina muy necesaria para la buena formación del feto

COMPOSICIÓN

— En ella encontramos una gran cantidad de antioxidantes: betacarotenos y vitaminas C y E. Además, destaca su aporte en ácido fólico (vitamina B9).

— Entre sus minerales, encontramos, sobre todo, una gran cantidad de potasio, aunque también están presentes el calcio, el fósforo, el selenio y el bromo. Este último es conocido por sus buenos resultados a la hora de calmar estados de nerviosismo.

A la hora de elegir la lechuga para preparar nuestro zumo, debemos saber que algunas especies han sido cultivadas específicamente para eliminar su sabor amargo natural; estas lechugas suelen tener un alto contenido de agua pero muy poco valor nutritivo. En general, las lechugas más amargas y aquellas con mayor pigmentación en sus hojas son las que contienen mayor cantidad de clorofila y de nutrientes y antioxidantes.

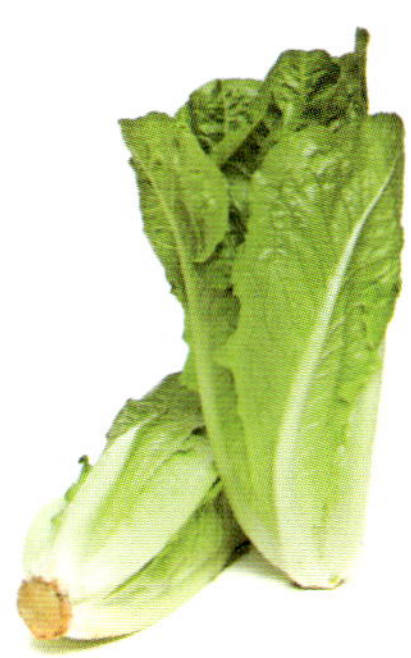

MENTA

PROPIEDADES

— Las hojas de menta son muy ricas en clorofila, que como ya hemos visto, es una gran depuradora y regeneradora de la sangre. Por lo tanto, esta planta, considerada medicinal, será uno de los ingredientes estrella de los zumos verdes.

— Se trata de una planta muy digestiva, que estimula el hígado y la secreción de la bilis; por lo tanto, favorecerá una mejor digestión de las grasas. La menta es, además, un buen remedio para el mal aliento.

— Al ser carminativa, también favorece la expulsión de gases bloqueados en el intestino.

— Su alto contenido en mentol tiene propiedades anticongestivas de las vías respiratorias y antivirales. También tiene la propiedad de disolver las mucosidades de los bronquios y así facilitar su expulsión y mejorar la tos productiva.

— La menta ayuda a mejorar la circulación sanguínea, ya que tiene propiedades anticoagulantes que fluidifican la sangre.

Esta planta, considerada afrodisíaca a lo largo de la historia, ya era utilizada por la civilización griega para ambientar las casas. Solían también ponerla en el baño para fortalecer y aromatizar el cuerpo.

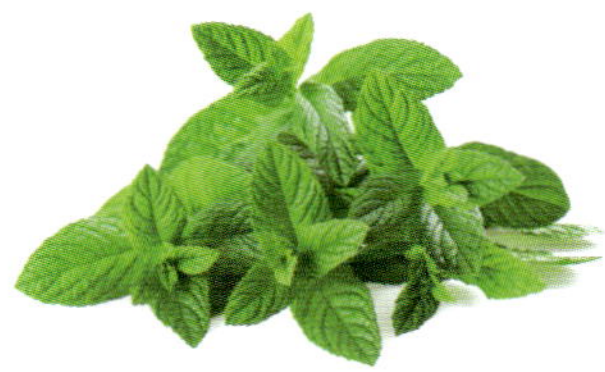

COMPOSICIÓN

— Contiene vitamina C, vitamina A y vitaminas del grupo B, sobre todo vitamina B9 o ácido fólico.

— En cuanto a minerales, nos aporta potasio, calcio, magnesio, fósforo, cinc y hierro.

PEREJIL

PROPIEDADES

— El perejil es una planta muy rica en clorofila y, por lo tanto, muy depuradora de toxinas, aunque en dosis desmesuradas uno de sus aceites esenciales podría llegar a ser tóxico. Su alto contenido en vitamina C fortalece el sistema inmunitario y, junto con su riqueza en flavonoides, aumenta la capacidad antioxidante de la sangre.

— Agregar perejil a los zumos o a las comidas favorece mucho la digestión, ya que tonifica el estómago, y al ser carminativa disminuye los gases. También alivia los retortijones y espasmos intestinales.

— Es muy adecuado tomarlo en casos de anemia acompañado de otros vegetales ricos en hierro, ya que su contenido en ácido fólico y vitamina C ayuda a la asimilación de este mineral.

— El perejil es una planta muy diurética que evita la formación de piedras en el riñón y alivia los dolores relacionados con la menstruación. También resulta especialmente adecuado durante el período de la menopausia, ya que tiene la propiedad de estimular la producción de estrógenos.

COMPOSICIÓN

— El perejil es especialmente rico en vitamina C, vitamina A, ácido fólico (vitamina B9) y vitamina K, que participa en la buena coagulación de la sangre. Sus minerales estrella son el potasio, el calcio, el magnesio y el hierro.

¿Alguna vez te has preguntado de dónde viene la sana costumbre de agregar un poco de perejil a los platos? Cuando leas todos los beneficios que el perejil aporta para la salud, lo entenderás y vas a querer tener tu propia planta de perejil en casa.

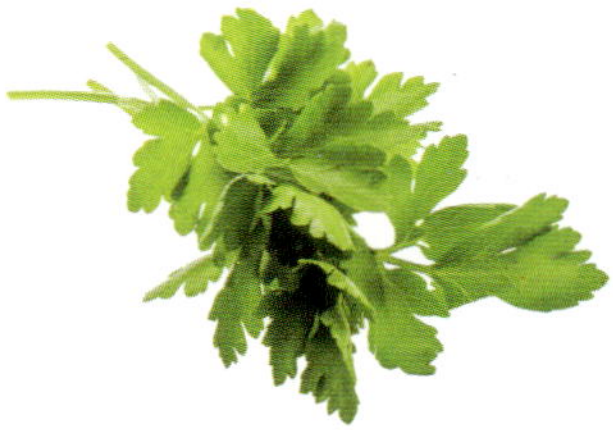

APIO

PROPIEDADES

— El apio es muy diurético y un gran depurador de la sangre. Contiene grandes cantidades de minerales que también le confieren un gran poder remineralizante. Se trata, además, de un alimento altamente antioxidante por su gran contenido en vitamina C.

— Su consumo regular ayuda a disminuir el colesterol en sangre, y sus propiedades anti inflamatorias lo convierten en un buen aliado en la alimentación anticáncer. Dentro de la medicina ayurvédica, es muy utilizado para combatir enfermedades reumatológicas. Es, además, un gran tonificador y fortalecedor del aparato digestivo. Su alto contenido en fibra ayuda a aliviar el estreñimiento crónico.

COMPOSICIÓN

— El 95% de su composición es agua, por lo que está muy indicado en las dietas de adelgazamiento. También es muy rico en vitaminas y minerales, sobre todo en vitamina C y vitaminas del grupo B. El apio es una fuente muy importante de potasio, pero también nos aporta fósforo, calcio, magnesio y hierro.

Este vegetal, de sabor amargo y dulce, refresca e hidrata el organismo. Su gran contenido en agua y su gran poder alcalinizante lo convierten en uno de los ingredientes estrella de los zumos verdes.

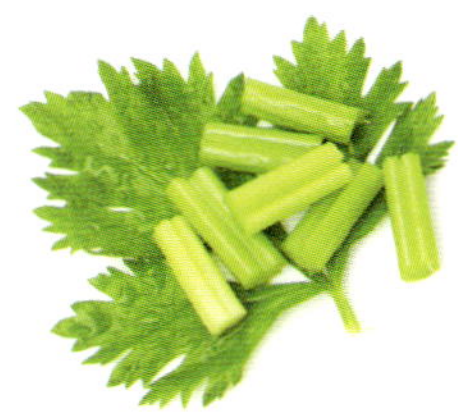

PEPINO

PROPIEDADES

- Ya sea ingerido o aplicado directamente, sobre todo su cáscara, el pepino controla el nivel de acidez de la piel y ayuda a combatir sus desequilibrios.
- Los jugos que derrama el pepino al ser masticado, sanan y refrescan las encías enfermas; pero, además, los fitoquímicos que contiene nos aseguran tener un buen aliento.
- Gran depurativo por su alto contenido en agua y fitonutrientes, nos ayuda a combatir la diabetes, reducir el colesterol y controlar la presión arterial.
- Por su alto aporte de agua y por ser bajo en calorías, el pepino es un alimento ideal en la dieta de quienes buscan bajar de peso. Además, su alto contenido en fibra lo hace muy favorecedor para el proceso digestivo. Si se consume diariamente, ayuda a prevenir el estreñimiento crónico.

Junto con el apio, el pepino es uno de los ingredientes base de los zumos verdes. Ambos aportan la cantidad de agua que necesita la estructura de un buen zumo. Es, además, un ingrediente muy valorado en la cosmética natural. Cleopatra ya lo utilizaba en sus cuidados de belleza.

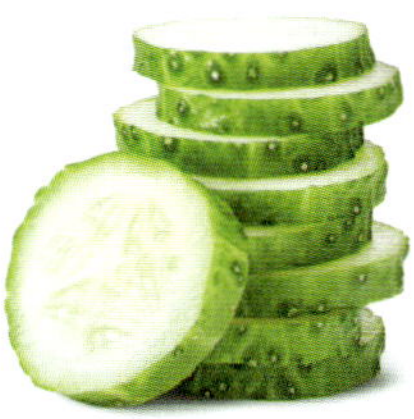

COMPOSICIÓN

- Contiene vitaminas A, B y C, que ayudan al sistema inmunológico y proporcionan energía. Para que las propiedades del pepino sean más efectivas, se puede combinar en el zumo con espinacas y zanahoria, pero sin quitarle la corteza, ya que esta contiene el 12 % de la vitamina C que debemos consumir a diario.
- El pepino también contiene vitamina K, conocida por sus propiedades anti inflamatorias y antihemorrágicas.
- Los minerales que más abundan en el pepino son: potasio, magnesio y silicio.

LIMÓN

PROPIEDADES

— En personas con dolencias del hígado y de la vesícula biliar, ayuda a estimular las secreciones biliares y, por lo tanto, a metabolizar las grasas.

— Al ser un gran disolvente de las sustancias tóxicas del plasma sanguíneo, ejerce una acción muy beneficiosa sobre el sistema cardiovascular, sobre todo en casos de arteriosclerosis e hipertensión arterial. También en enfermedades reumáticas, como, por ejemplo, la gota, ya que disuelve las toxinas cristalizadas en las articulaciones.

— Su alto contenido en vitamina C lo convierte en un gran fijador del hierro de los alimentos que lo acompañan. Y le otorga propiedades refrescantes, antisépticas, antibacterianas y antivirales, que alivian ciertas afecciones de las vías respiratorias, así como algunas inflamaciones de la garganta, como la afonía y la amigdalitis.

— Aunque su sabor nos resulte muy ácido, dentro de nuestro organismo tiene un efecto muy alcalinizante.

COMPOSICIÓN

— Aparte de la vitamina C, el limón contiene vitaminas del grupo B y vitamina E, junto con una gran cantidad de minerales: potasio, magnesio, calcio, fósforo, cobre, cinc, hierro y manganeso. Este cóctel de vitaminas y minerales también refuerza el sistema inmunológico.

Aunque sea mundialmente reconocido por su alto contenido en vitamina C, lo que hace realmente único al limón es su capacidad de neutralizar y eliminar las toxinas de nuestro organismo. Es, por lo tanto, un gran alcalinizante, disolvente de sustancias tóxicas y magnífico depurativo. Beber regularmente en ayunas un vaso de agua tibia con el jugo de un limón nos ayudará a eliminar toxinas y a reforzar nuestro hígado.

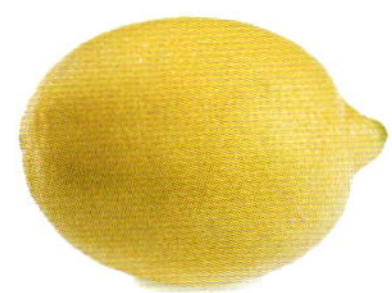

MANZANA

PROPIEDADES

— Ligeramente diurética debido a su contenido en potasio, es ideal para aquellas personas con retención de líquidos y/o insuficiencia renal.

— Rica en antioxidantes y flavonoides, protege las células de los efectos de los radicales libres. Esto, sumado a su acción de eliminar toxinas, la convierte en un alimento anticancerígeno que tener en cuenta. Sus propiedades depurativas también son muy valiosas para combatir la gota (exceso de ácido úrico en sangre), las enfermedades reumáticas y los casos de obesidad.

— Unos buenos mordiscos diarios a una buena manzana también nos ayudarán a prevenir la caries, ya que reduce los niveles de bacterias dentro de la boca.

— Su piel contiene fibra insoluble que alivia el estreñimiento. En cambio, su pulpa rallada, en contacto con el oxígeno, ayuda a sobrellevar los cuadros de diarrea.

Esta fruta, considerada prohibida hasta que Eva nos hizo el favor de morderla, es una de las frutas más depurativas que tenemos a mano. Ya lo dicen en inglés: «One apple a day keeps the doctor away» *(una manzana al día aleja al médico).*

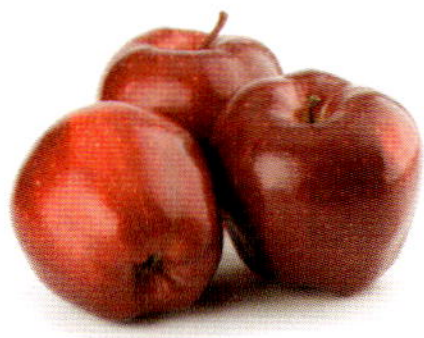

COMPOSICIÓN

— La manzana es rica en vitamina C, motivo por el cual es tan antioxidante, y vitaminas del grupo B. En cuanto a la presencia de minerales, destaca su contenido en calcio, fósforo y potasio. También es muy rica en fibra soluble e insoluble.

PERA

PROPIEDADES

— La pera, por la gran cantidad de agua y de fibra y las pocas calorías que contiene, es la fruta más apropiada para dietas de pérdida de peso. Contribuye a mantener la sensación de saciedad del estómago y lleva a cabo una acción depuradora del organismo, a la vez que regula el tránsito intestinal.

— Es una fruta con un bajo índice glucémico de azúcar en sangre. Este hecho, junto con su alto contenido en potasio, bajo contenido en sodio y presencia de pectina (una fibra hidrosoluble), la convierte en una fruta amiga en casos de diabetes, colesterol, hipertensión arterial y afecciones cardiovasculares en general.

— También se trata de una fruta muy recomendada durante el embarazo y la lactancia por su alto contenido en ácido fólico, tan necesario para el buen desarrollo del bebé.

— Su riqueza en taninos también le confiere propiedades antibacterianas y anti inflamatorias, muy útiles para frenar los brotes de herpes o retardar su aparición.

Debido a su sabor suave y al hecho de que rara vez provoca reacciones alérgicas, hay que anotar y tener presente que la pera es un alimento ideal para el destete de los bebés y, por lo tanto, el primer zumo verde que van a consumir.

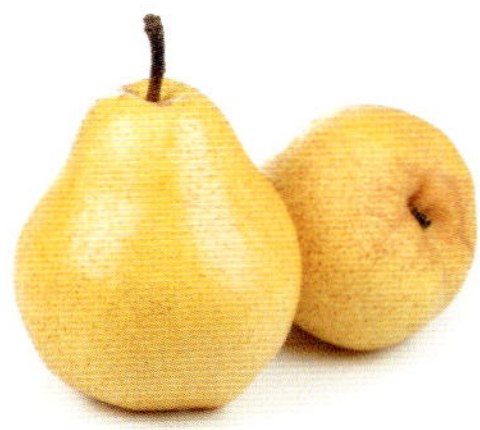

COMPOSICIÓN

— La pera es una fruta muy rica en diversas vitaminas (A, B1, B2, C y E), así como también es fuente de ácido fólico (vitamina B9).

— También es una buena fuente de minerales, como el potasio, el fósforo, el calcio, el magnesio, el selenio y el hierro, este último indicado para fortalecer los glóbulos rojos.

POMELO

PROPIEDADES

—El pomelo es un alimento natural, nutritivo y que aporta muy pocas calorías.

—Su riqueza en antioxidantes, como la vitamina C, lo transforma en un poderoso aliado anticancerígeno, ya que elimina los radicales libres, responsables del ataque al ADN celular y el estrés oxidativo.

—También es capaz de prevenir la formación de cálculos renales, así como de disolverlos y estimular y fortalecer el sistema inmunológico. Por lo tanto, el consumo de pomelo es considerado un preventivo natural de los resfriados comunes, ideal para realizar curas previas en los cambios de estación.

—Un estudio publicado en el *Journal of Agricultural and Food Chemistry*, llevado a cabo sobre cincuenta y siete pacientes que habían sido sometidos a cirugía de *bypass* coronario, a los cuales se les incluyó pomelo en su dieta, demostró una reducción de su colesterol y triglicéridos, muy significativa en el corto plazo de un mes.

¿Sabías que el pomelo es un gran aliado cuando se quiere perder peso? Su poder diurético estimula la pérdida de retención de líquidos. Además, los compuestos de esta fruta cítrica contienen un gran número de enzimas que ayudan a estabilizar el azúcar en sangre y los niveles de insulina. Esto significa que nos hace sentir más energéticos y con menos hambre entre las comidas.

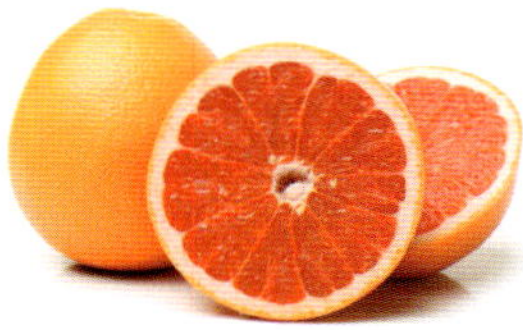

COMPOSICIÓN

—La composición nutricional del pomelo destaca por su alto contenido en vitamina C y ácido fólico (vitamina B9), en carotenoides antioxidantes (vitamina A), y en potasio y magnesio.

—También podemos encontrar en mucha menos cantidad vitamina B2, vitamina B1, hierro, calcio y fósforo.

SANDÍA

PROPIEDADES

— La sandía es baja en grasa y calorías, pero rica en numerosos fitonutrientes y antioxidantes, que son esenciales para una salud óptima.

— Su alto contenido en licopeno y otros antioxidantes la hacen una superfruta para combatir la inflamación y los radicales libres. Un vaso de jugo de sandía diario podría reducir el riesgo de adquirir enfermedades tales como la osteoartritis, la artritis reumatoide, el asma y el cáncer de colon.

— Por su alto contenido en agua, la sandía es una buena opción para la limpieza de los riñones y la vejiga. También el alto contenido en potasio reduce el ácido úrico en la sangre y ayuda a eliminar las toxinas de los riñones.

— Ayuda a combatir la acumulación de placas en las arterias y mantiene la buena salud de los ojos.

— Elimina los factores que ocasionan la fatiga muscular y prepara al músculo de nuevo para la producción de energía. Así, tomar este jugo tras una actividad física intensa, es una forma rápida y natural de reconstituir la forma muscular.

COMPOSICIÓN

— Un 90 % de la sandía está formado por agua. Aún así, es muy rica en vitaminas A y C. Contiene gran cantidad de potasio y, además, nos aporta magnesio, calcio y fósforo.

Su cultivo en el valle del Nilo se remonta unos 3.500 años tal como demuestran los jeroglíficos y las esculturas halladas en el antiguo Egipto. Es curioso contrastar su edad milenaria con las actuales formas que los agricultores japoneses están logrando crear con esta fruta, en cuyos mercados podemos encontrar sandías en forma de cubo o en forma de corazón.

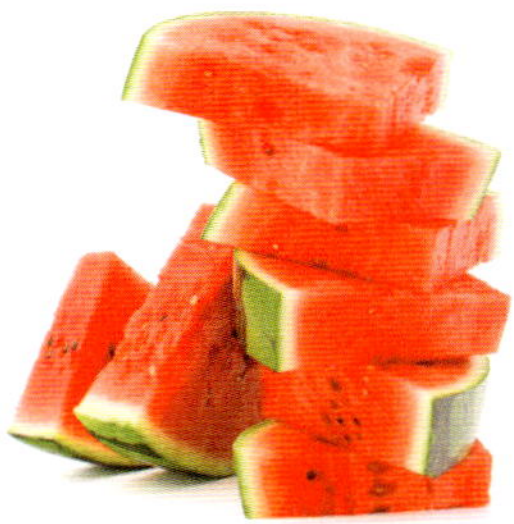

BRÓCOLI

PROPIEDADES

- El brócoli es uno de los alimentos más importantes en la dieta anticáncer. Tiene grandes propiedades antioxidantes—, que nos ayudan a eliminar toxinas, radicales libres y ácido úrico, y así purifica nuestra sangre. Además, su contenido en vitamina C fortalece el sistema inmunológico.
- El brócoli pertenece a la familia de las crucíferas, por lo que contiene sustancias que intervienen en la estimulación de la glándula tiroides. Cuando existen desequilibrios en esa glándula, es mejor limitar el consumo de este vegetal.
- Su aporte en calcio y magnesio de fácil absorción lo convierte en un buen protector de nuestros huesos.
- Se trata de un alimento muy recomendado durante el embarazo por su presencia de ácido fólico, tan necesario para la buena formación del feto.
- Su contenido en hierro también lo convierte en un vegetal muy valioso en casos de anemia.
- Además, nos ayuda al cuidado de la piel y del cabello.

COMPOSICIÓN

- Es muy rico en vitamina C y contiene vitaminas del grupo B y vitaminas A y E. Entre sus minerales, destacan el potasio y el calcio. También es una buena fuente de magnesio, fósforo y hierro.

Uno de los remedios caseros que se utilizaban antiguamente para evitar que el olor de brócoli impregnara toda la casa era agregar una rebanada de pan a la olla de cocción.

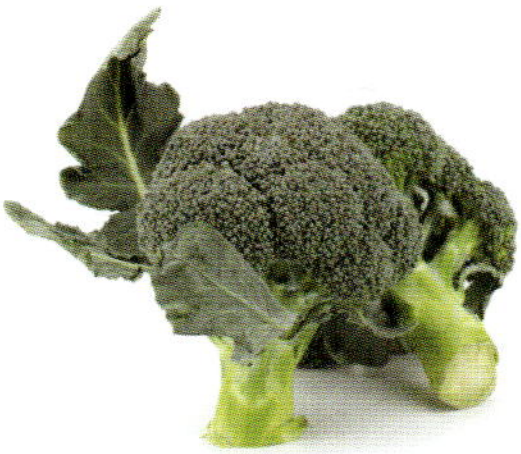

CEBOLLA

PROPIEDADES

- Junto con el ajo, la cebolla es uno de los mejores antibióticos naturales; sus componentes bactericidas son el mejor remedio natural para combatir procesos infecciosos. También es muy efectiva en el tratamiento de la tos.
- Tiene propiedades antitrombóticas, ya que reduce la hipertensión y fluidifica la sangre. Es muy buena para prevenir reacciones alérgicas producidas por el polen.
- La cebolla favorece la digestión, ya que estimula el hígado, la vesícula biliar y el páncreas. También ayuda a mejorar los estados inflamatorios del intestino en afecciones como la enfermedad de Crohn o la intolerancia al gluten.
- Estudios recientes parecen asociar el consumo regular de cebolla con propiedades antitumorales para la inhibición del cáncer.
- La cebolla, además, es un ingrediente muy diurético, por lo que es muy recomendable para aliviar la retención de líquidos producida por la obesidad, el reumatismo, la gota o la insuficiencia renal. También ayuda en la prevención de la osteoporosis.

COMPOSICIÓN

- En la cebolla encontramos vitamina C y vitaminas del grupo B. Es rica en potasio, azufre (componente que le da las propiedades antibacterianas), fósforo, calcio y magnesio.

La cebolla en sus aceites contiene azufre, el cual se libera al cortarla y es lo que en ocasiones genera lágrimas. Aunque se trate de un vegetal que nos hace llorar, en realidad sus lágrimas son lágrimas de alegría para nuestra salud, ya que vienen acompañadas de innumerables beneficios.

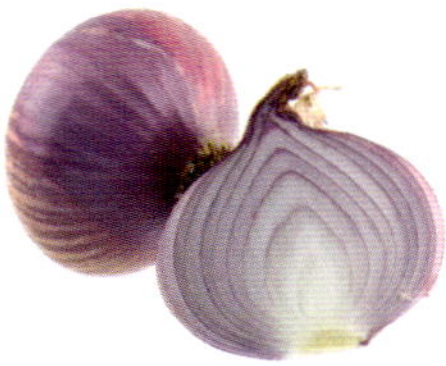

ESPÁRRAGO

PROPIEDADES

— Debido a su gran aporte, no solo en antioxidantes en general,sino también en ácido fólico, vitamina A y cinc, el espárrago, junto a la remolacha, es uno de los alimentos más rejuvenecedores.

— Contiene celulosa, la cual es imposible de digerir y actúa como estimulante del intestino grueso, por lo que ayuda a combatir el estreñimiento.

— El espárrago es uno de los vegetales más diuréticos y resulta muy adecuado para ayudar a disminuir la presión arterial en personas con hipertensión. Notaremos que al consumir espárragos se intensifica el olor de la orina, pero es un efecto totalmente inofensivo.

— Es un ingrediente ideal para combatir el cansancio y las situaciones de estrés.

— El betacaroteno y la vitamina C que contienen los espárragos son nutrientes antioxidantes que ayudan a luchar contra el cáncer, las cardiopatías y los trastornos oculares.

COMPOSICIÓN

— Los espárragos contienen grandes dosis de vitaminas A, C y E, y también es importante su aporte en vitaminas del grupo B, sobre todo vitaminas B9 (o ácido fólico) y B2 (o riboflavina).

— Los minerales que encontramos en mayor cantidad son: el potasio, el calcio, el fósforo, el magnesio, el hierro y el cinc.

Ya Hipócrates recomendaba beber té de espárragos secos con fines diuréticos. En la Edad Media, el espárrago también era considerado planta medicinal y desde finales del siglo XV *sus propiedades se incluían en los libros de hierbas sanadoras.*

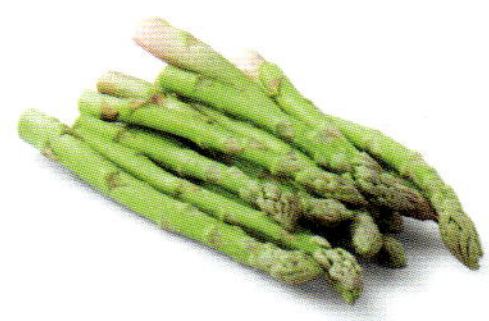

HINOJO

PROPIEDADES

— A lo largo de los siglos, el hinojo ha sido utilizado para regular la menstruación debido a su contenido en fitoestrógenos, que actúan como estrógeno natural en las mujeres. También es rico en antioxidantes, que combaten el daño celular de los radicales libres. Son conocidas sus propiedades sobre el sistema cardiovascular, que ayudan a mejorar la presión arterial y a reducir la hipertensión y el colesterol.

— El hinojo tiene propiedades antibacterianas, que son muy eficaces para combatir el mal aliento, la gingivitis, las bacterias y los parásitos intestinales y las infecciones. A la vez, también mejora las digestiones y alivia los malestares estomacales. Tiene propiedades expectorantes y ayuda a mejorar la visión. También estimula la producción de leche materna durante la lactancia.

COMPOSICIÓN

— El hinojo es sobre todo muy rico en vitamina C y, en menor cantidad, en vitaminas del grupo B, entre las cuales destaca su contenido en ácido fólico.

— Sus minerales más presentes son: potasio, calcio, fósforo y magnesio.

De este alimento medicinal, con un sabor que recuerda al anís, se consume todo: raíz, tallos, hojas, flores, frutos y semillas. Ya en época de los romanos, se asociaba esta planta a una curiosa superstición: estaban convencidos de que si tenían en la cocina unos cuantos brotes de hinojo, estarían a salvo de toda clase de enfermedades.

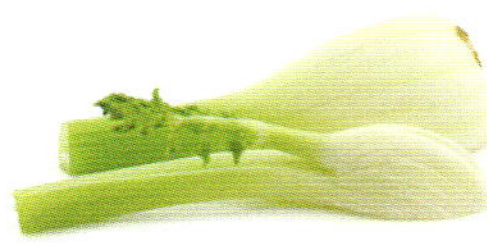

PIMIENTO ROJO

PROPIEDADES

— El pimiento rojo ayuda a mantener la vista sana, especialmente la visión nocturna; además, es muy beneficioso para la piel, el cabello y las uñas.

— Es una de las verduras con un contenido más alto de licopeno, sustancia que ha sido probada con éxito en la prevención de muchos tipos de cáncer, incluyendo el de próstata y el de pulmón.

— Gracias a sus carotenoides, esta verdura nos ayuda a combatir la inflamación y el dolor, ya que actúa como un potente analgésico.

COMPOSICIÓN

— Además de su alto contenido en licopeno, el pimiento rojo destaca como fuente de vitamina C y vitamina A. También nos aporta vitaminas del grupo B, sobre todo vitamina B6.

— Entre sus minerales, el más abundante es el potasio, pero también contiene calcio, fósforo y magnesio. Un trío que aparece en los pimientos en una equilibrada proporción para mantener una buena salud de huesos y tejidos.

¿Sabías que los pimientos verdes son los pimientos rojos antes de madurar? Debido a que no están completamente maduros, tienen un sabor amargo, la mitad de la vitamina C y una décima parte de la vitamina A.

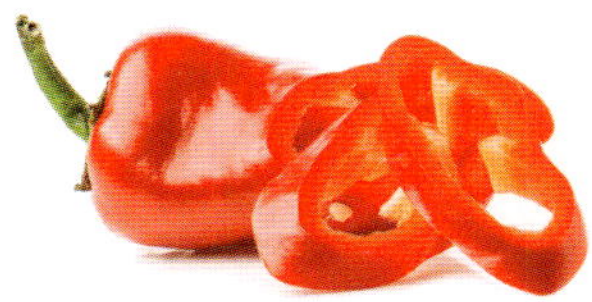

RÁBANO

PROPIEDADES

— El rábano se lleva el título de ser el gran ANTIenfermedad: es anticancerígeno, antiinflamatorio y antimicrobiano.

— Regula las funciones del colon, trata trastornos digestivos y, además, ayuda a combatir infecciones y resfriados. Mejora los cuadros de reumatismo y gota y es un buen aliado en el tratamiento de úlceras.

— También es capaz de estimular la producción de bilis, por lo que ayuda a metabolizar las grasas que ingerimos y a eliminar del organismo deshechos y toxinas.

— Rico en yodo, el rábano mantiene un buen funcionamiento de la glándula tiroides, la cual regula el metabolismo, además de intervenir en los procesos de crecimiento.

COMPOSICIÓN

— Está formado por casi un 95 % de agua; apenas contiene proteínas, grasas e hidratos de carbono. El rábano es una de las hortalizas con mayor cantidad de vitamina C. También destaca su contenido en ácido fólico (vitamina B9).

— Entre sus minerales, el potasio y el yodo adquieren un papel especial. Sabemos que el potasio es un mineral necesario para la transmisión y generación del impulso nervioso y para la actividad muscular normal.

A pesar de que cuando algo no es de nuestro interés utilizamos la expresión «me importa un rábano», hay que decir que el rábano importa y mucho. No puede pasar inadvertido un vegetal tan pequeño y tan rico en beneficios para la salud, como son sus propiedades digestivas, antibióticas y mucolíticas.

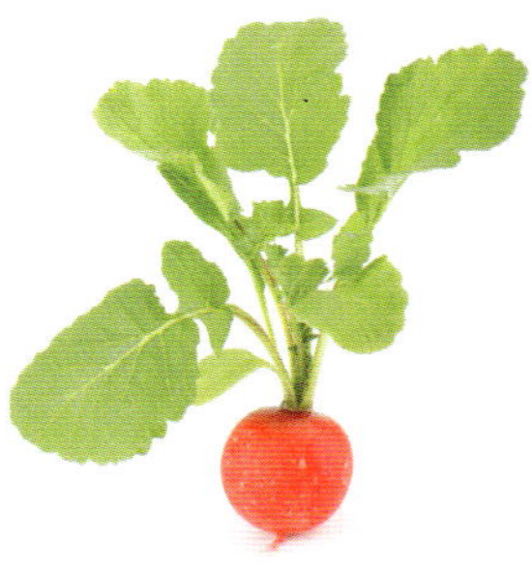

REMOLACHA

PROPIEDADES

- La remolacha, por su alto contenido en azúcares y hierro, es un alimento muy energético muy aconsejado en casos de anemia, enfermedades de la sangre y convalecencia.
- Rica en flavonoides, destaca por ser un potente anticancerígeno.
- La remolacha es un vegetal altamente alcalinizante. Al eliminar la acidez corporal, ayuda al hígado en su función depurativa.
- Se trata de un vegetal muy recomendado durante el embarazo, ya que es rico en ácido fólico, vitamina imprescindible para una buena formación del feto.
- También es conocida por sus potentes propiedades laxantes debido a su alto contenido en fibra soluble e insoluble.
- Tiene un efecto diurético sobre el organismo, que ayuda a combatir la retención de líquidos.

COMPOSICIÓN

- Por su contenido en almidón, sus carbohidratos son de absorción lenta. La raíz tiene alto contenido en vitaminas C y del grupo B, sobre todo ácido fólico (vitamina B9).
- En relación con los minerales, es una hortaliza rica en yodo y potasio. Están presentes, en menor cantidad, el magnesio, el fósforo y el calcio.
- En sus hojas abundan el betacaroteno y los minerales como el hierro y el calcio.

De la remolacha lo aprovechamos todo; las hojas son una buena fuente de vitamina A y de propiedades digestivas que van a enriquecer nuestros zumos. Cuando los nutrientes se encuentran en forma de jugos, pueden formarse sustancias que hacen a estos nutrientes más asimilables de lo habitual. Esto sucede en el caso del jugo de remolacha y el hierro, ya que el del jugo de remolacha es mucho más asimilable que otras formas de hierro que se pueden encontrar en otros alimentos o en la misma remolacha entera.

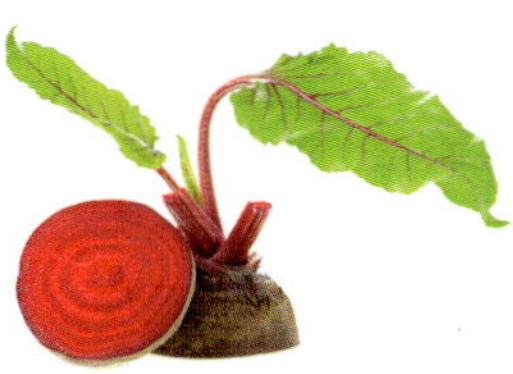

TOMATE

PROPIEDADES

- Fuente abundante de antioxidantes, el tomate contiene gran cantidad de licopeno, un antioxidante muy eficaz contra los problemas del cáncer que causan los radicales libres (sobre todo en el cáncer de próstata).
- Reduce el colesterol y protege el corazón. El consumo diario de tomate reduce el riesgo de desarrollar hipertensión.
- El tomate mantiene el sistema digestivo saludable y previene contra el estreñimiento; es laxante, sobre todo si se consume con piel, aunque las semillas y la piel pueden irritar estómagos delicados.
- También ayuda a eliminar eficazmente las toxinas y los metales pesados del cuerpo. La ingesta regular reduce la incidencia de infecciones del tracto urinario, así como el cáncer de vejiga.
- La vitamina A, presente en el tomate, ayuda a mejorar la visión y previene la ceguera nocturna. Estudios médicos también han demostrado que el consumo diario de tomate reduce el estrés oxidativo en la diabetes tipo 2.

COMPOSICIÓN

- Contiene un gran aporte en vitaminas: vitamina A, vitamina C, vitaminas del grupo B y algo de vitaminas E, P y D.
- Es rico en potasio, fósforo, calcio y magnesio. También contiene manganeso, cinc y cobre en menor cantidad.

El zumo de tomate facilita la digestión, equilibra el reparto de los nutrientes, favorece el buen funcionamiento de la sangre y ejerce una interesante acción regenerativa. No es recomendable para personas con dolencias de estómago, pero sí para aquellos que estén bajos de defensas.

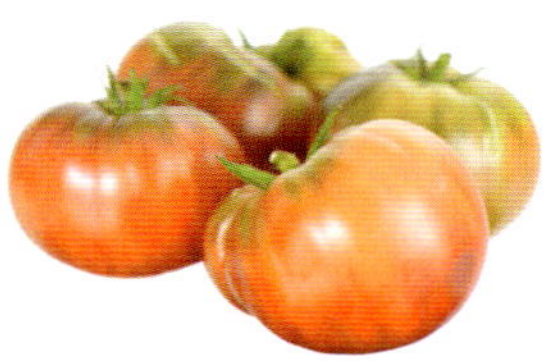

ZANAHORIA

PROPIEDADES

- En períodos de lactancia, mejora la calidad biológica de la leche materna.
- Refuerza la salud y el buen aspecto del cabello y de las uñas y es muy beneficiosa para una buena visión ocular.
- El consumo regular de zanahorias, ya sea en forma de ensalada, jugo o puré, aumenta también el número de glóbulos rojos y la cifra de hemoglobina en la sangre, considerada esta última como una importante reguladora del equilibrio ácido del organismo.
- La ingesta regular de zanahorias contribuye a cicatrizar las úlceras gástricas e intestinales, ya que hacen más densa la fibra muscular del estómago.
- Su alto contenido en caroteno no solo nos ayudará a broncearnos mejor y de forma más segura, sino que además tiene el potencial de prevenir el cáncer, sobre todo el de páncreas. Los carotenos también protegen las arterias y el sistema inmunológico y combaten las infecciones.

COMPOSICIÓN

- Comparte con la remolacha un gran contenido en almidón, que convierte a sus hidratos de carbono en azúcares de absorción lenta. Más allá de su riqueza en betacaroteno, la zanahoria también provee dosis destacables de minerales como el calcio, el hierro, el potasio, el fósforo, y otras vitaminas, como las del grupo B, la C y la D.

¿Sabías que las zanahorias no siempre han sido de color naranja? Actualmente, se está poniendo de moda volver a cultivar zanahorias de colores y empiezan a verse tiendas con zanahorias blancas, amarillas, rojas oscuro y púrpura para hacer las ensaladas y los zumos más divertidos. Las hojas de las zanahorias también van a ir directas al extractor de zumos. Cualquier hoja verde, por su alto contenido en clorofila, será un ingrediente imprescindible en los depurativos zumos verdes.

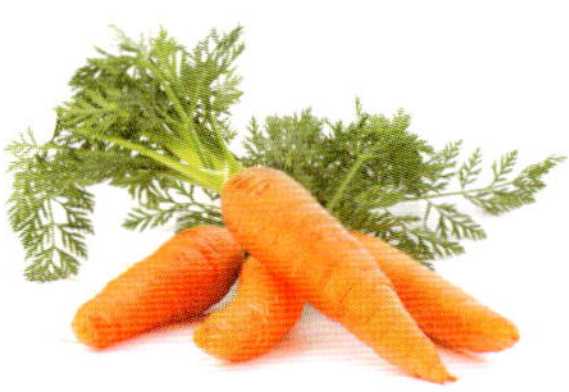

AJO

PROPIEDADES

- Es muy utilizado por sus propiedades antitusivas y como antibiótico natural.
- El ajo contiene alicina, que es una sustancia que reduce la hipertensión y mejora la circulación sanguínea.
- Tiene grandes propiedades diuréticas, que disminuyen la retención de líquidos, por lo que es muy recomendable en la dieta para la obesidad, el reuma, la artritis o la gota.
- Rico en flavonoides, antioxidantes y compuestos azufrados, se asocia su consumo con la inhibición del cáncer.

COMPOSICIÓN

- El ajo es muy rico en vitamina C y vitamina B6. También contiene, en menor proporción, ácido fólico (vitamina B9) y vitamina B3.
- Entre sus minerales, los que encontramos en mayor cantidad son: potasio, calcio y fósforo; y, en menor cantidad, magnesio, hierro y cobre.

El ajo es una de las plantas medicinales más utilizadas desde la antigüedad. La conocían los egipcios, griegos y romanos. El ajo debería comerse crudo para no destruir sus propiedades medicinales. Por ello, incluirlo en nuestros zumos es una forma de mantener intactos sus beneficios para la salud

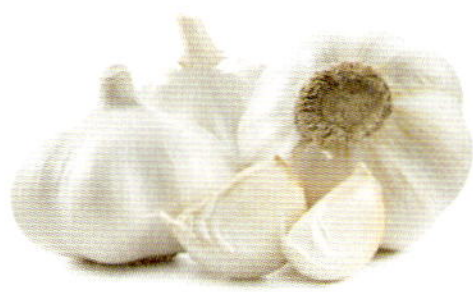

JENGIBRE

PROPIEDADES

— El jengibre ayuda a que prolifere la flora intestinal saludable. Al combatir las bacterias infecciosas, actúa como un antibiótico natural.

— Tiene la propiedad de estimular el páncreas y de aumentar la producción de enzimas digestivas, que favorecen el proceso de la digestión.

— El jengibre es un gran calentador del organismo. Además, favorece la circulación sanguínea y es capaz de disolver los trombos de las arterias y disminuir los niveles de colesterol. Es también un buen remedio contra los vómitos, las náuseas y los mareos, y es muy eficaz en afecciones virales que afectan a las vías respiratorias, como sinusitis, resfriados y gripe.

— Esta raíz también es un condimento muy recomendable para alejar la depresión y potenciar el buen humor, ya que estimula la producción de endorfinas, conocidas como las hormonas de la felicidad.

COMPOSICIÓN

— El jengibre es una buena fuente de vitamina A, vitamina C, y vitaminas B1, B2 y B6. Los minerales que aporta son el potasio, el calcio, el magnesio, el fósforo y el hierro.

Esta preciosa planta, de la que solo se consume su raíz, venía de Oriente a lomos de un camello, al igual que valiosas mercancías como la seda, que llegaban a la civilización después de haber recorrido miles de kilómetros. Su exótica historia se ha prolongado a través de los siglos hasta llegar a nuestros días.

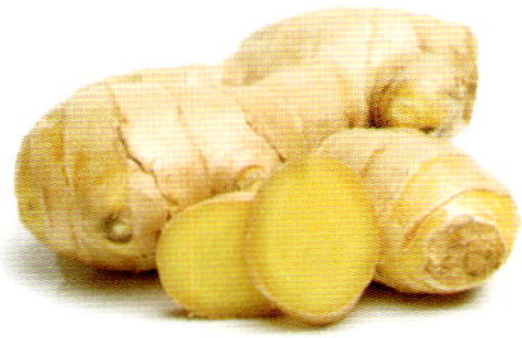

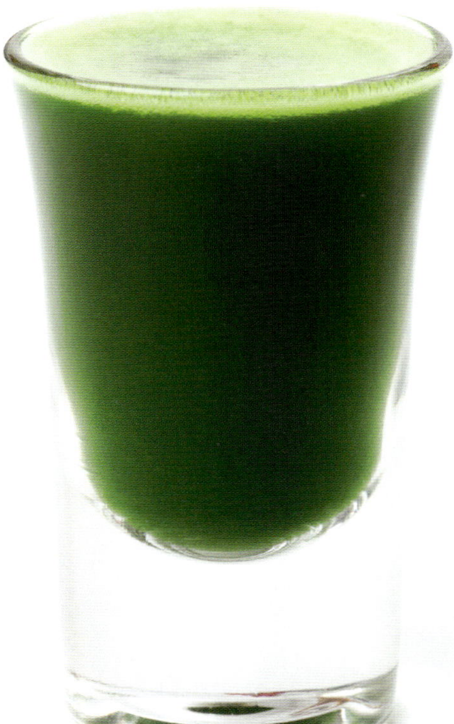

RECETAS DE ZUMOS VERDES

En las siguientes páginas encontrarás una lista de treinta recetas de zumos verdes, y no tan verdes. Todos nos aportarán propiedades alcalinizantes, depurativas y regeneradoras.
Aun así, los peculiares nombres con los que los he bautizado te darán pistas para saber en qué situaciones te será de gran ayuda tomarlos.
Deseo que disfrutes con cada uno de estos zumos y que te animes a crear tus propias recetas.
¡Salud!

*Lava todos los vegetales según las indicaciones de la página 20.

ZUMO GLORY MORNING

Un chute de energía y buen humor para empezar el día

INGREDIENTES

1 manzana
½ pepino
2 ramas de apio
5 ramitas de perejil o cilantro
1 puñado de espinacas
1 trocito de raíz de jengibre (del tamaño de la uña del dedo pulgar)

PREPARACIÓN

Lava todos los vegetales. Escúrrelos y sécalos con un paño o con papel de cocina. Si son ecológicos, no hace falta que los peles; si no, pela la manzana y el pepino. A continuación, trocéalos según el tamaño de la boca de tu extractor de zumos.

Introduce los ingredientes uno tras otro en el extractor hasta que obtengas el zumo. Consúmelo enseguida.

BENEFICIOS

Este zumo es la combinación verde ideal para sustituir el café y comenzar bien la mañana. Si bebes un litro o más de este licuado al día, evitarás picar entre horas.

Es depurativo y diurético, a la vez que nos pone en marcha.

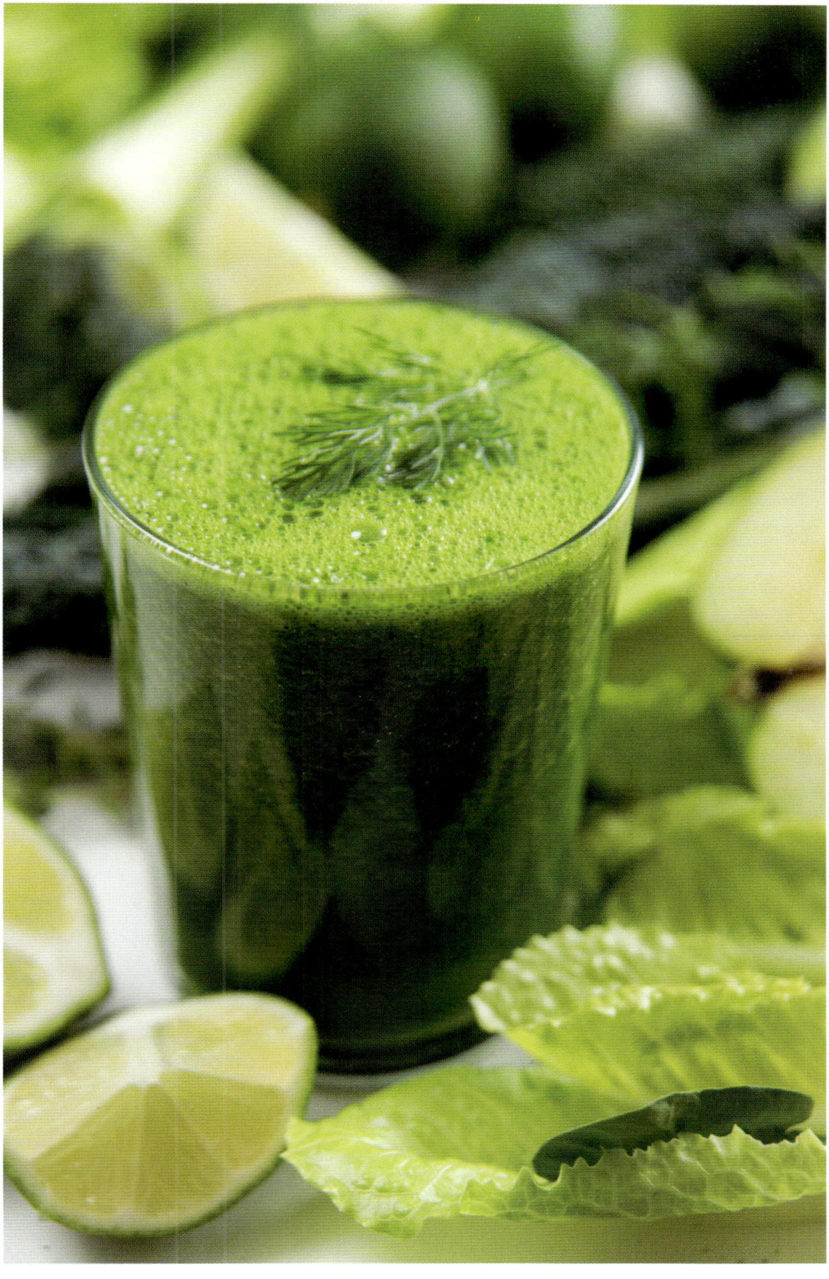

ZUMO GOOD MORNING

Un dulce buenos días con energía y sensación de saciedad

INGREDIENTES

1 manzana
2 zanahorias
½ pepino
2 tallos de apio
½ piña

PREPARACIÓN

Lava todos los ingredientes menos la piña. Escúrrelos y sécalos con un paño o con papel de cocina. Si son ecológicos, no hace falta que los peles; si no, pela la manzana, las zanahorias y el pepino. Corta y pela la piña. A continuación, trocéalos todos según el tamaño de la boca de tu extractor de zumos.

Introduce los vegetales uno tras otro en el extractor hasta que obtengas el zumo. Consúmelo enseguida.

BENEFICIOS

Esta es la receta perfecta si eres principiante. Este licuado verde es muy suave y fácil de beber debido a su predominante sabor dulce. Es una buena forma de iniciarse en el hábito de los zumos verdes sin renunciar al sabor ni morir en el intento. La zanahoria aportará una dosis extra de betacarotenos antioxidantes, y la piña potenciará el efecto diurético y saciante. En el caso de personas diabéticas o con candidiasis es mejor elegir un zumo verde con apenas contenido en fruta.

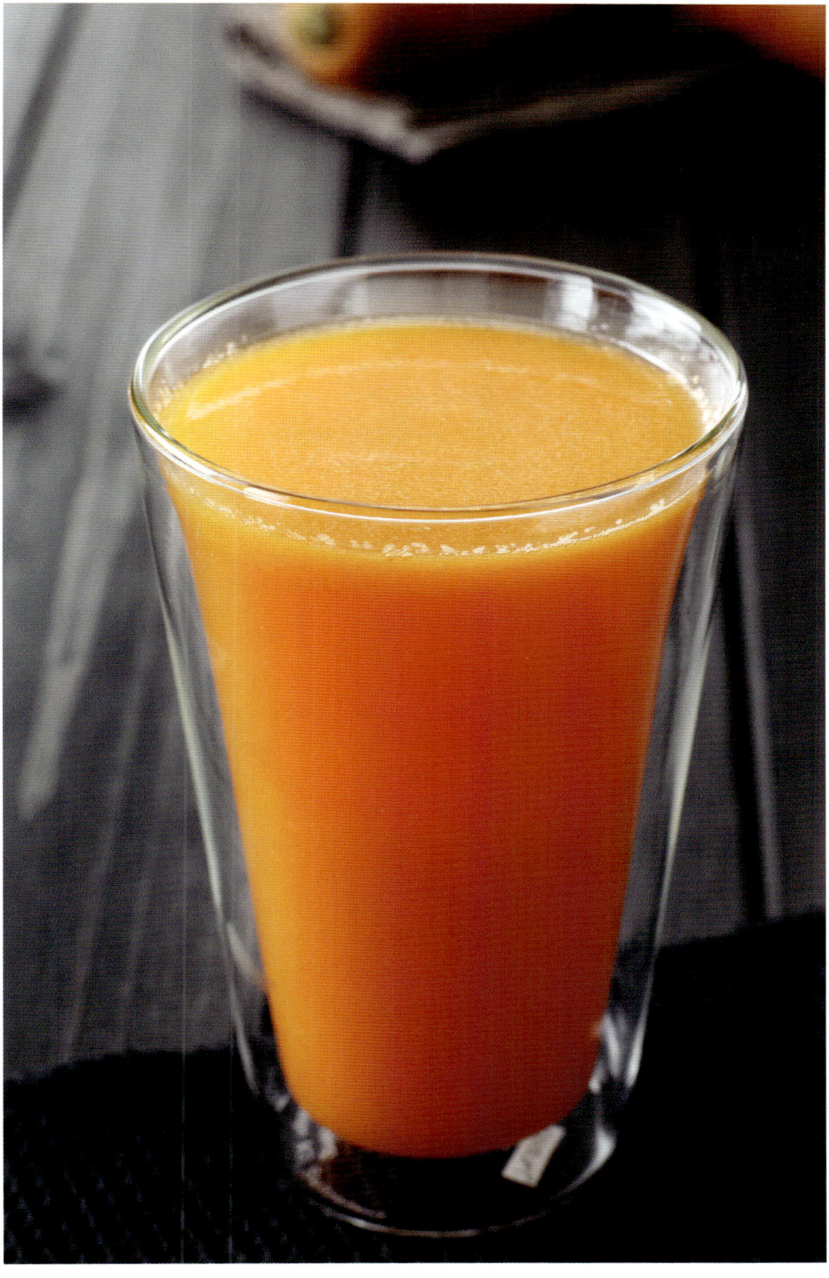

ZUMO CLEAN YOUR BODY

Sensación de frescor, limpieza digestiva y bienestar y progresivo aumento de la energía

INGREDIENTES

1 pepino
1 rama de apio
1 trocito de raíz de jengibre (del tamaño de la uña del dedo pulgar)
5 hojas de menta
2 tallos de hinojo

PREPARACIÓN

Lava todos los ingredientes. Escúrrelos y sécalos con un paño o con papel de cocina. Pela el pepino si no es ecológico. A continuación, trocéalos según el tamaño de la boca de tu extractor de zumos.

Introduce los vegetales uno tras otro en el extractor hasta que obtengas el zumo. Consúmelo enseguida.

BENEFICIOS

He aquí otra versión del famoso zumo verde para poder alternar. La menta incorpora al zumo clásico un mayor aporte de clorofila, gran limpiadora de la sangre. El hinojo potencia los efectos del zumo con una dosis extra de antirradicales libres. Ambos ingredientes son a la vez muy digestivos y calmantes. Este zumo no lleva ninguna fruta o ingrediente dulce, así que es el zumo perfecto para personas con diabetes o que sufren de candidiasis.

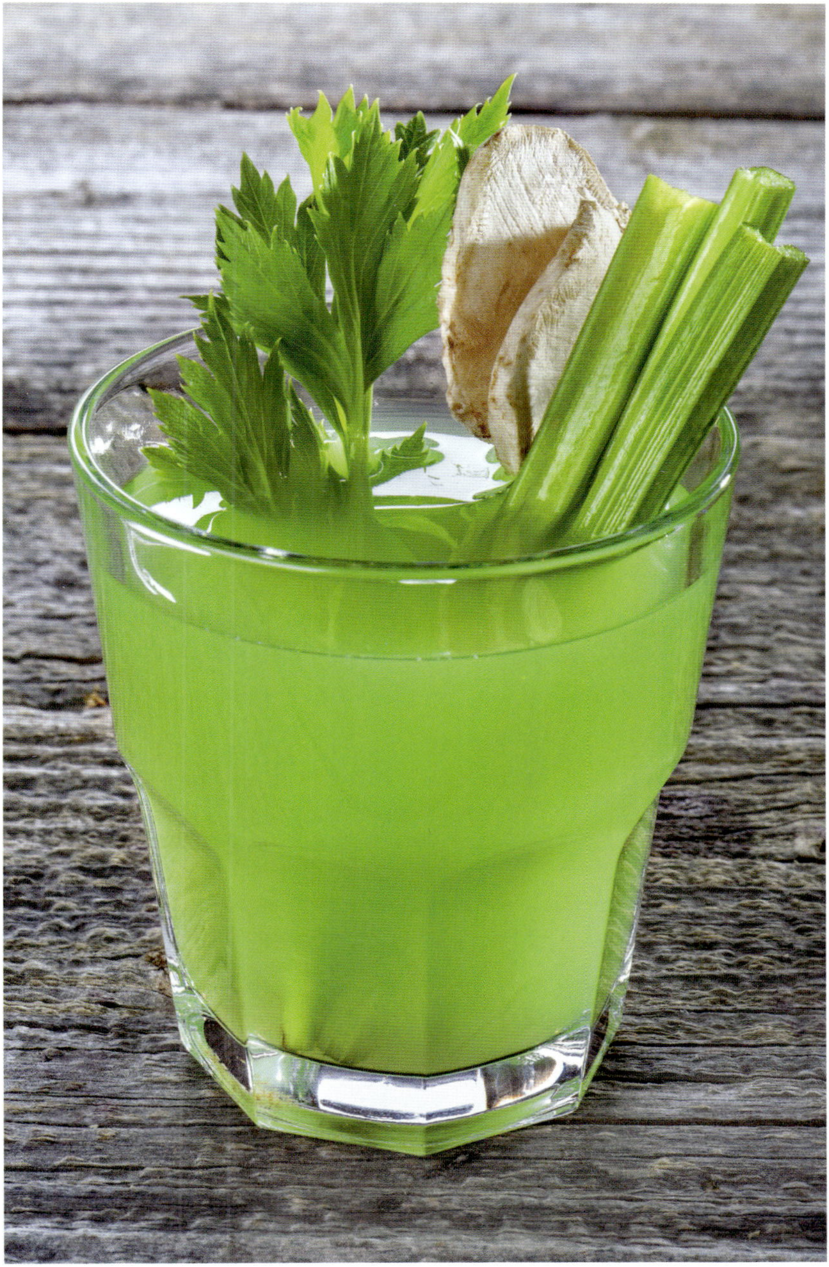

ZUMO CAPRICHO

Aumento de la energía, el buen humor y el atractivo físico

INGREDIENTES

1 rodaja de piña
1 raíz de remolacha
½ limón
4 hojas de lechuga

PREPARACIÓN

Lava la raíz de remolacha y las hojas de lechuga. Escúrrelas y sécalas con un paño o con papel de cocina. Pela el limón y corta y pela una rodaja de piña. A continuación, trocéalo todo según el tamaño de la boca de tu extractor de zumos.

Introduce los vegetales uno tras otro en el extractor hasta que obtengas el zumo. Consúmelo enseguida.

BENEFICIOS

Este zumo, compuesto de cuatro ingredientes muy depurativos, es un puro capricho para el paladar por su sabor dulce.

Depura el organismo, ya que trabaja en diferentes frentes. La remolacha, gran depuradora de la sangre, también trabaja sobre el intestino grueso por sus efectos laxantes. El limón estimula el hígado y le ayuda a eliminar toxinas. Y la piña y la lechuga, 100 % diuréticas, nos ayudarán a expulsar todas esas toxinas del organismo.

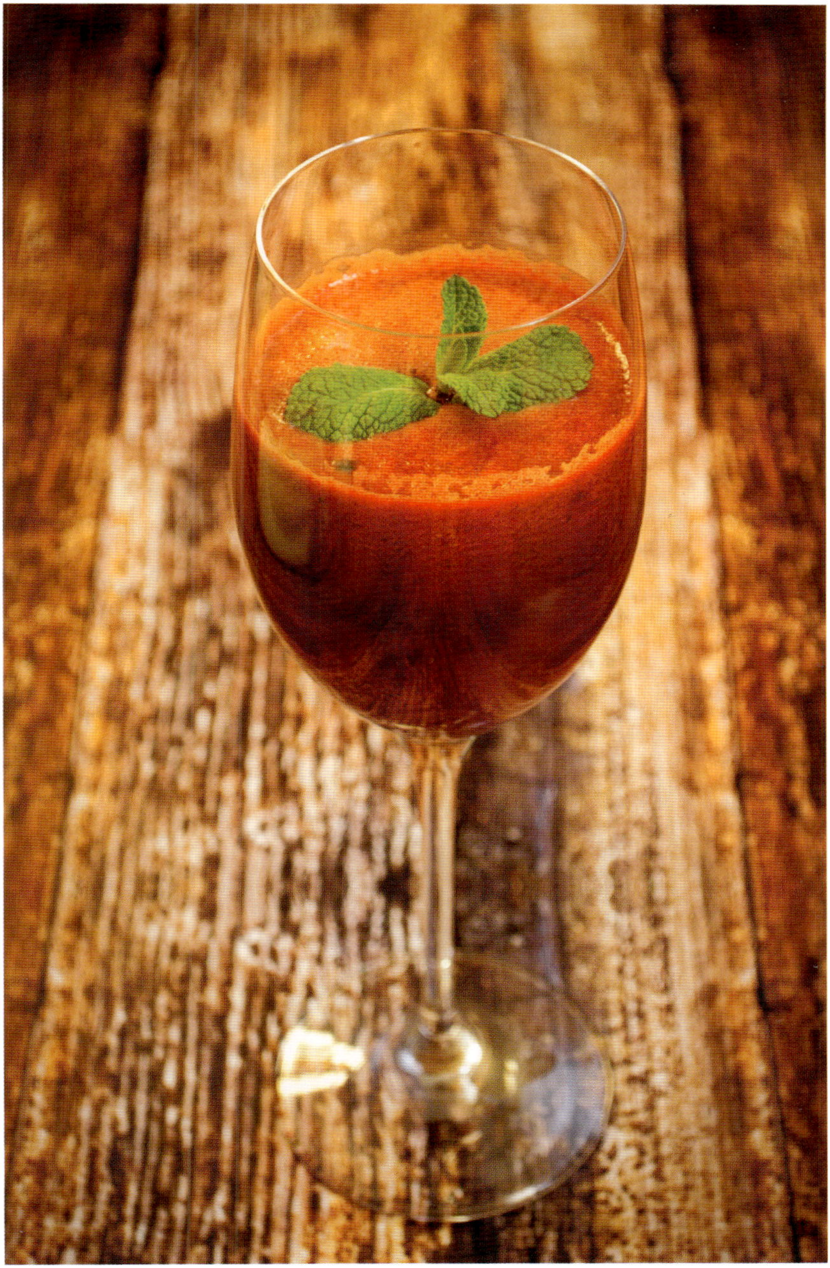

ZUMO AMOR, AMOR

Energía y alegría para toda la mañana

INGREDIENTES

2 manzanas
2 raíces de remolacha
1 trocito de raíz de jengibre (del tamaño de la uña del dedo pulgar)

PREPARACIÓN

Lava los tres vegetales. Escúrrelos y sécalos con un paño o con papel de cocina. Si las manzanas son ecológicas, no es necesario pelarlas. A continuación, trocéalos según el tamaño de la boca de tu extractor de zumos.

Introduce los ingredientes uno tras otro en el extractor hasta que obtengas el zumo. Consúmelo enseguida.

BENEFICIOS

Un combinado de manzana y remolacha, dos de los ingredientes vegetales más depurativos de los zumos juntos en acción. Este zumo, además de tener un efecto diurético que ayuda a la eliminación de los deshechos metabólicos del organismo, ayuda al hígado en su función depurativa y aporta a nuestro cuerpo un gran efecto alcalinizante. Este zumo es un auténtico acto de amor para nuestro organismo y para nuestro paladar. Y su color llenará de rojo pasión nuestro corazón.

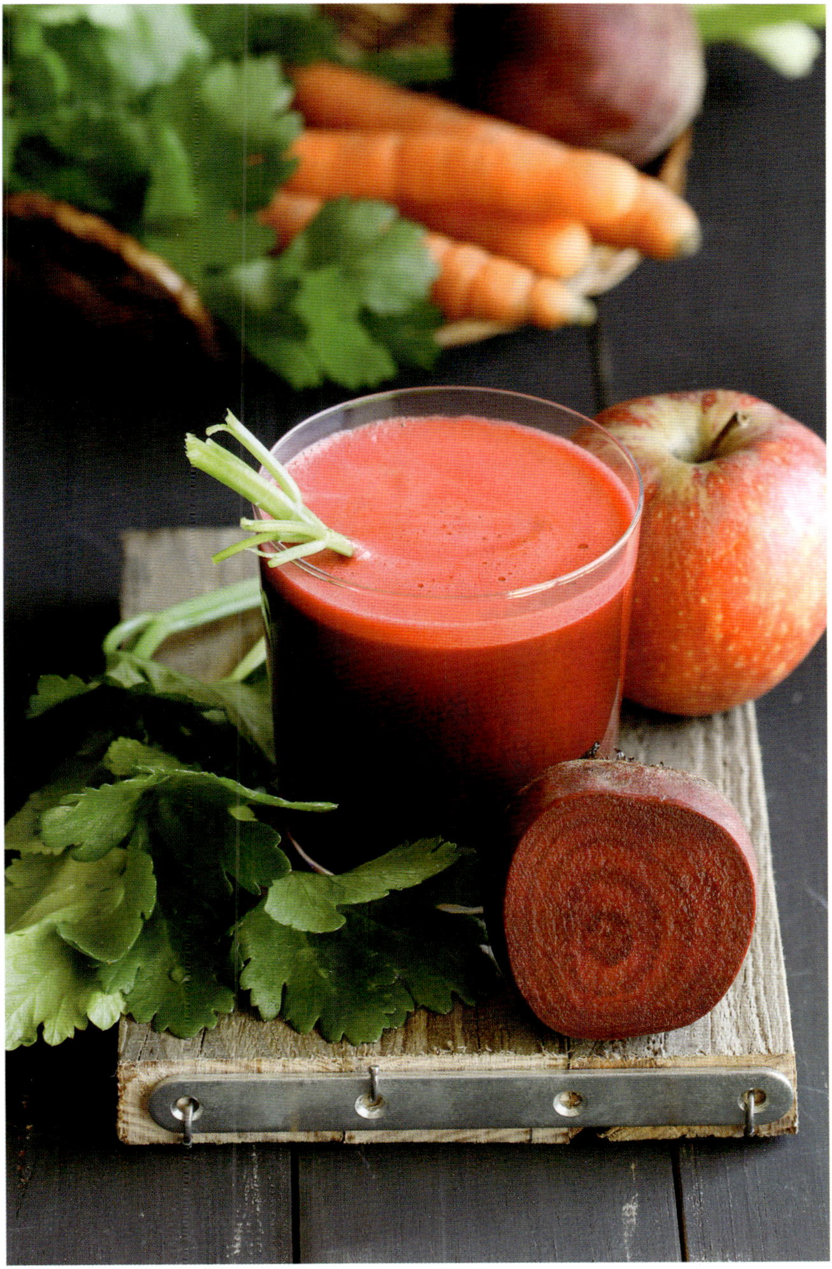

ZUMO CÓCTEL VEGETAL

Puesta a punto del organismo, alcalinizante y detox

INGREDIENTES

2 tomates
2 zanahorias
1 rama de apio
4 ramitas de perejil
½ limón
1 puñado de espinacas
¼ de cebolla
½ diente de ajo (opcional)

PREPARACIÓN

Lava todos los vegetales, menos el limón, la cebolla y el ajo. Escúrrelos y sécalos con un paño o con papel de cocina. Si son ecológicos, no es necesario pelarlos; si no, pela los tomates y las zanahorias. Pela también el limón, la cebolla y el diente de ajo. A continuación, trocéalo todo según el tamaño de la boca de tu extractor de zumos.

Introduce los ingredientes uno tras otro en el extractor hasta que obtengas el zumo. Consúmelo enseguida.

BENEFICIOS

Este cóctel, rico en licopeno y antioxidantes, nos va a recordar con su sabor a un gazpacho. Por su gran poder antiinflamatorio, alcalinizante y detox, es también una muy buena receta anticáncer.

Pruébalo con *topping* de cúrcuma y pimienta negra para potenciar sus efectos. Decorado con unas hojitas de apio, este cóctel también puede convertirse en un atractivo, refrescante y saludable aperitivo para ir preparando el estómago antes de las comidas.

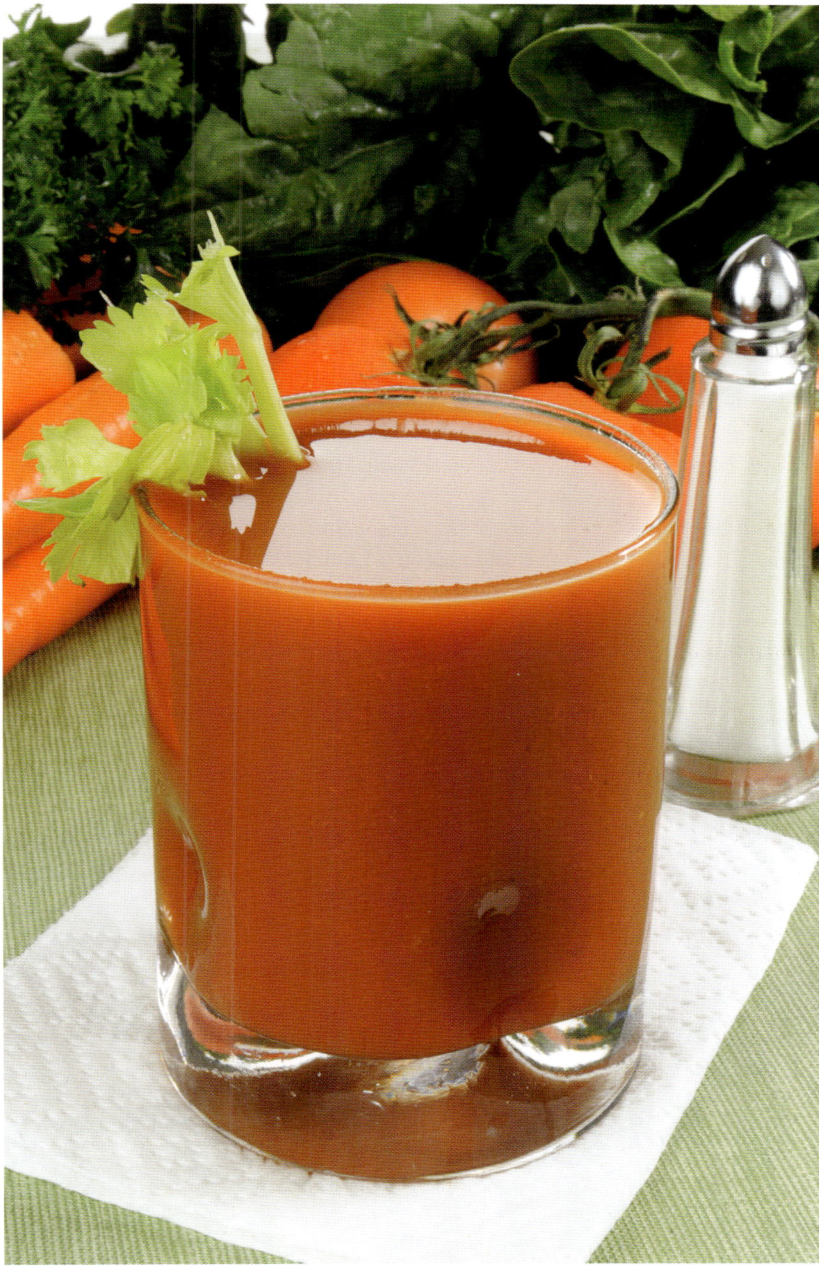

ZUMO VITAMINA V

Para un buen funcionamiento de los riñones

INGREDIENTES

4 espárragos
3 ramas de apio
¼ de col
½ manzana
1 limón

PREPARACIÓN

Lava todos los ingredientes, menos el limón. Escúrrelos y sécalos con un paño o con papel de cocina. Si la manzana es ecológica, no es necesario pelarla. Pela el limón. A continuación, trocéalo todo según el tamaño de la boca de tu extractor de zumos.

Introduce los vegetales uno tras otro en el extractor hasta que obtengas el zumo. Consúmelo enseguida.

BENEFICIOS

Las personas con problemas de retención de líquidos, las que necesiten perder peso o tengan predisposición a infecciones del tracto urinario pueden beneficiarse de los efectos diuréticos naturales de este zumo.

El efecto diurético, sumado a sus propiedades depurativas, facilita la eliminación de toxinas del organismo, por lo que también es un buen remedio en casos de reumatismo, afecciones articulares y gota.

También mejora el aspecto edematoso de la piel que sufren las personas con retención de líquidos

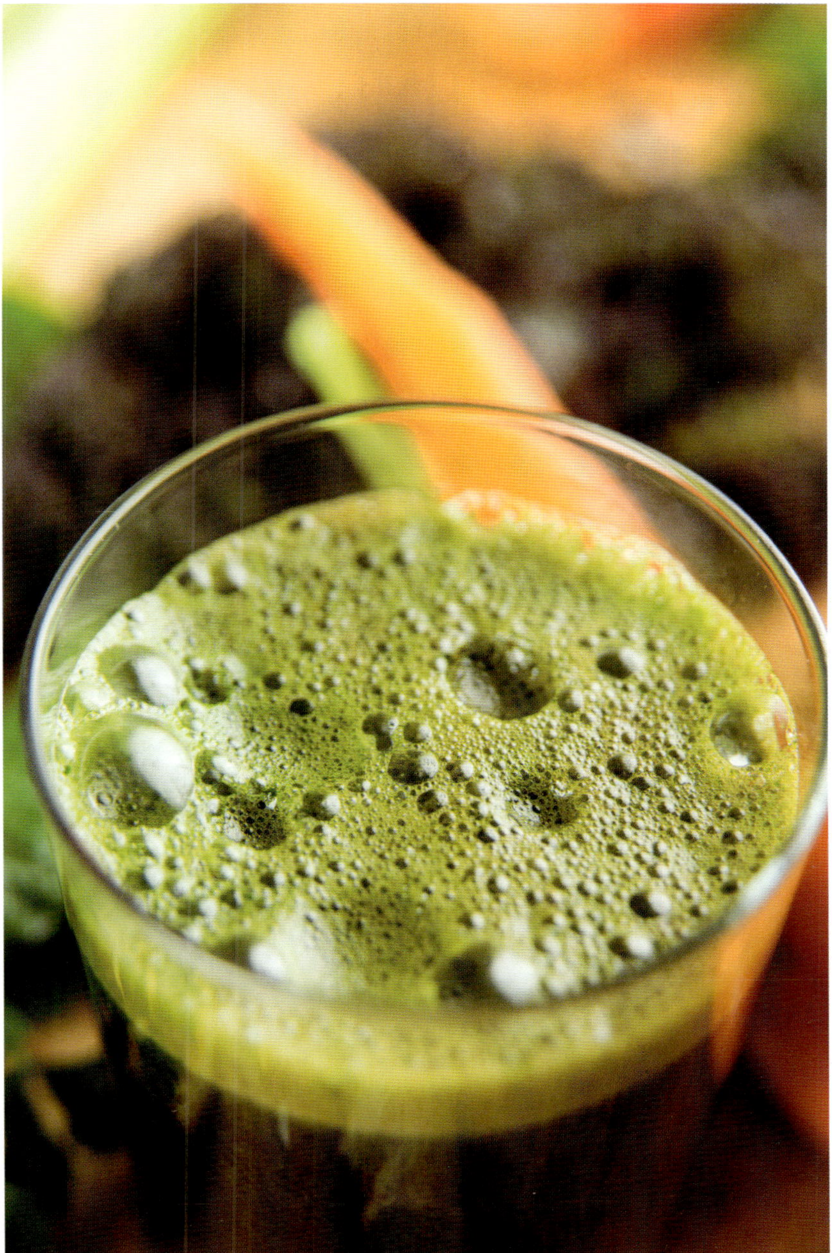

ZUMO HAPPY LIVER

Una buena limpieza hepática

INGREDIENTES

2 puñados de hojas de diente de león
1 puñado de brotes de alfalfa
1 pepino
10 ramitas de perejil
2 limones
1 manzana verde

PREPARACIÓN

Lava todos los vegetales menos los limones. Escúrrelos y sécalos con un paño o con papel de cocina. Si son ecológicos, no es necesario pelarlos; si no, pela el pepino, la manzana y los limones. A continuación, trocéalo todo según el tamaño de la boca de tu extractor de zumos.

Introduce los ingredientes uno tras otro en el extractor hasta obtener el zumo. Consúmelo enseguida.

BENEFICIOS

El hígado tiene la función de eliminar las toxinas que acumulamos en nuestro cuerpo. Además, este órgano participa en la síntesis de proteínas y colesterol, por lo que su correcto funcionamiento garantiza en parte nuestra salud. Pero en ocasiones, nuestro hígado está tan congestionado que puede tener dificultades para eliminar todos los desechos que no necesitamos. Este zumo es un buen remedio casero para ayudarlo en todas sus funciones.

Cuando el hígado está libre de un exceso de toxinas, experimentamos un aumento de energía y del buen humor e, indirectamente, un sistema inmunitario más fuerte.

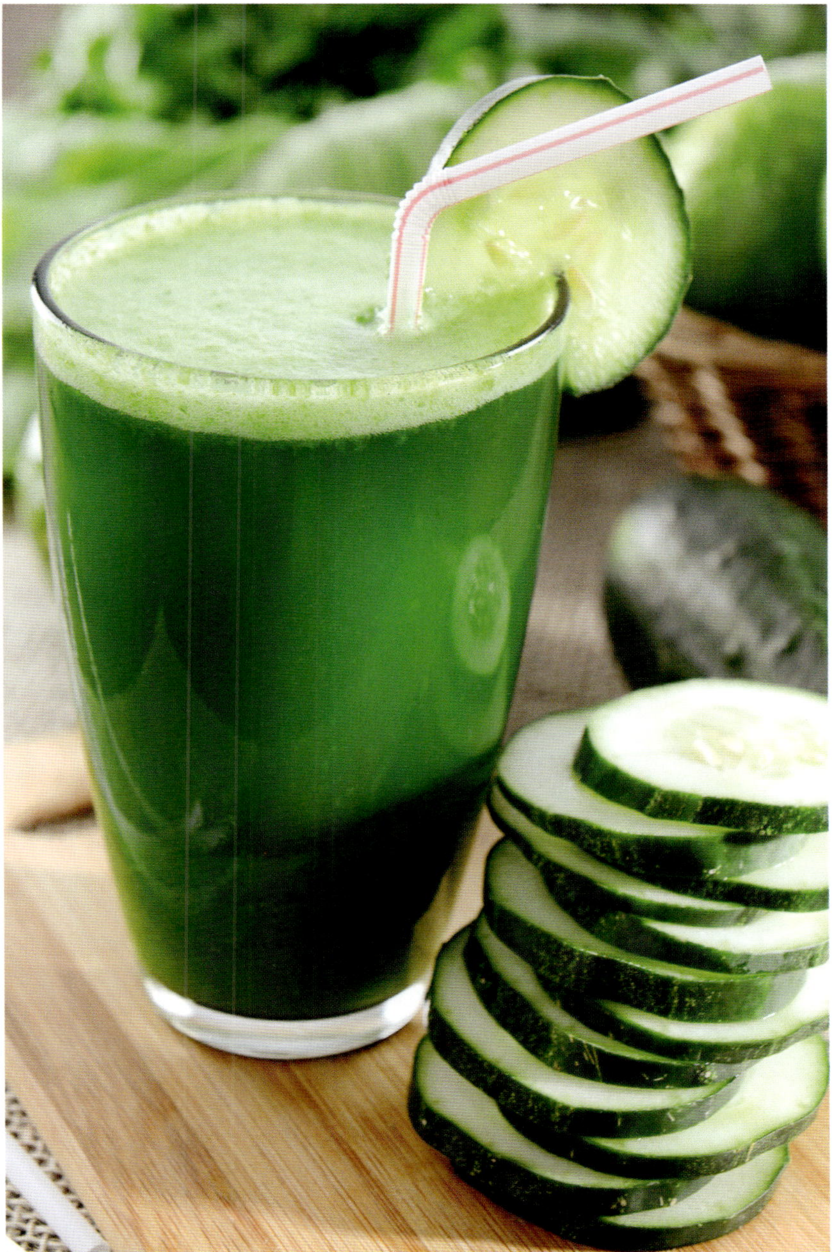

ZUMO DETOX

Importante aumento de la energía y regeneración de la sangre

INGREDIENTES

1 cabeza de brócoli
5 ramitas de perejil
2 ramas de apio
½ pepino
1 puñado de espinacas

PREPARACIÓN

Lava todos los vegetales. Escúrrelos y sécalos con un paño o con papel de cocina. Pela el pepino si no es ecológico. A continuación, trocéalos según el tamaño de la boca de tu extractor de zumos.

Introduce todos los ingredientes uno tras otro en el extractor hasta que obtengas el zumo. Consúmelo enseguida.

BENEFICIOS

La clorofila, además de tener una estructura celular muy parecida a la de nuestra hemoglobina, posee innumerables beneficios para la salud: activa el metabolismo celular, desintoxica el organismo, mejora las defensas, potencia los procesos naturales de curación, estimula la formación de glóbulos rojos, previene el cáncer, frena las infecciones y depura la sangre. Para una dosis extra de clorofila, añade a este zumo un *topping* de una cucharadita de postre de espirulina.

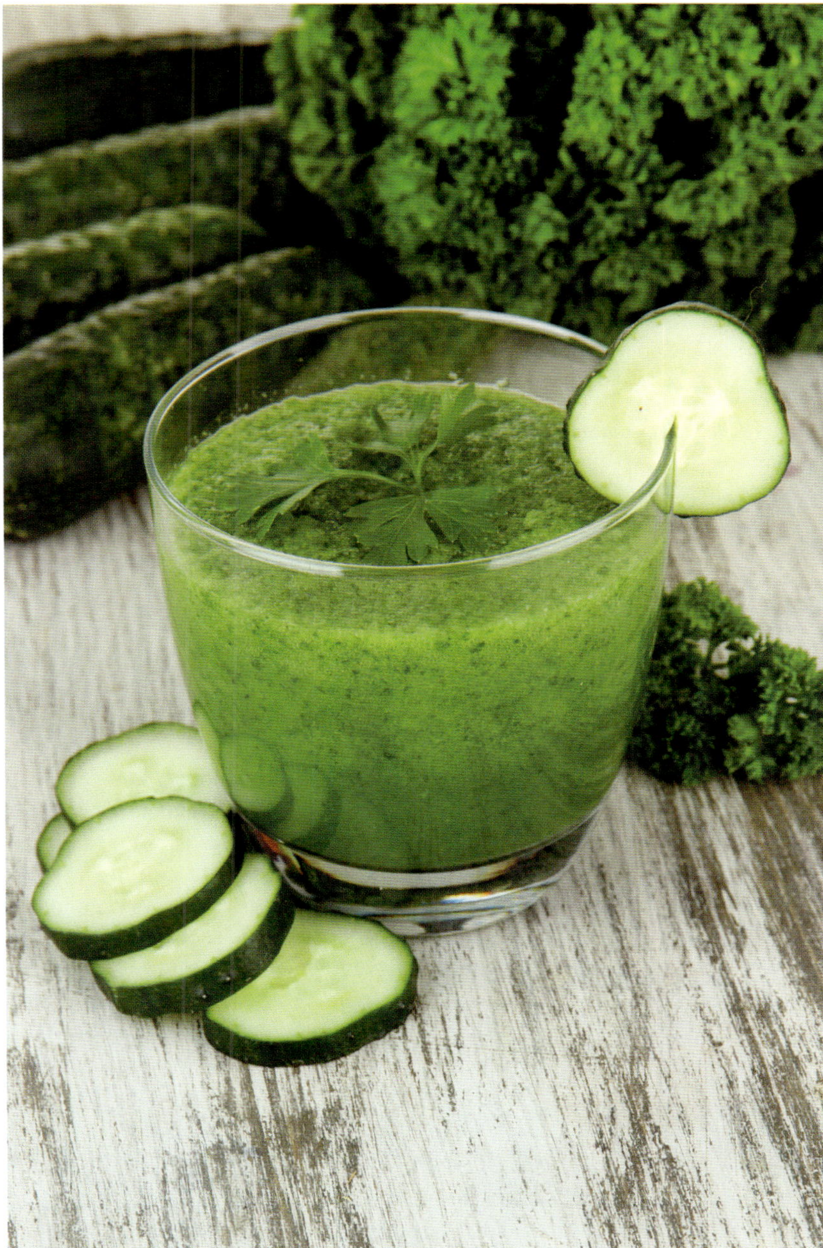

ZUMO BLOODY GREEN

Combinado con una alimentación basada en vegetales, regalará una salud de hierro

INGREDIENTES

5 hojas de lechuga romana
1 pepino
½ limón
10 ramas de perejil

PREPARACIÓN

Lava todos los vegetales menos el limón. Escúrrelos y sécalos con un paño o con papel de cocina. Si el pepino es ecológico, no es necesario pelarlo. Pela el limón. A continuación, trocéalo todo según el tamaño de la boca de tu extractor de zumos.

Introduce los ingredientes uno tras otro en el extractor hasta que obtengas el zumo. Consúmelo enseguida.

BENEFICIOS

Ante las continuas situaciones estresantes que afrontamos cada día, contenemos la respiración por unos instantes y, en ese momento, privamos a nuestro cuerpo del tan valioso oxígeno. Por otro lado, una alimentación basada en un exceso de proteínas animales, grasas saturadas y alimentos envasados irá consumiendo el oxígeno de nuestra sangre y la acidificará gradualmente. Un proceso que al final acaba en enfermedad. El cambio de dieta hacia una alimentación basada en vegetales y zumos verdes devolverá la correcta oxigenación a nuestra sangre y nos mantendrá más jóvenes y sanos. Hasta que consigamos el cambio, este zumo en ayunas nos ayudará a empezar a alcalinizar nuestro organismo.

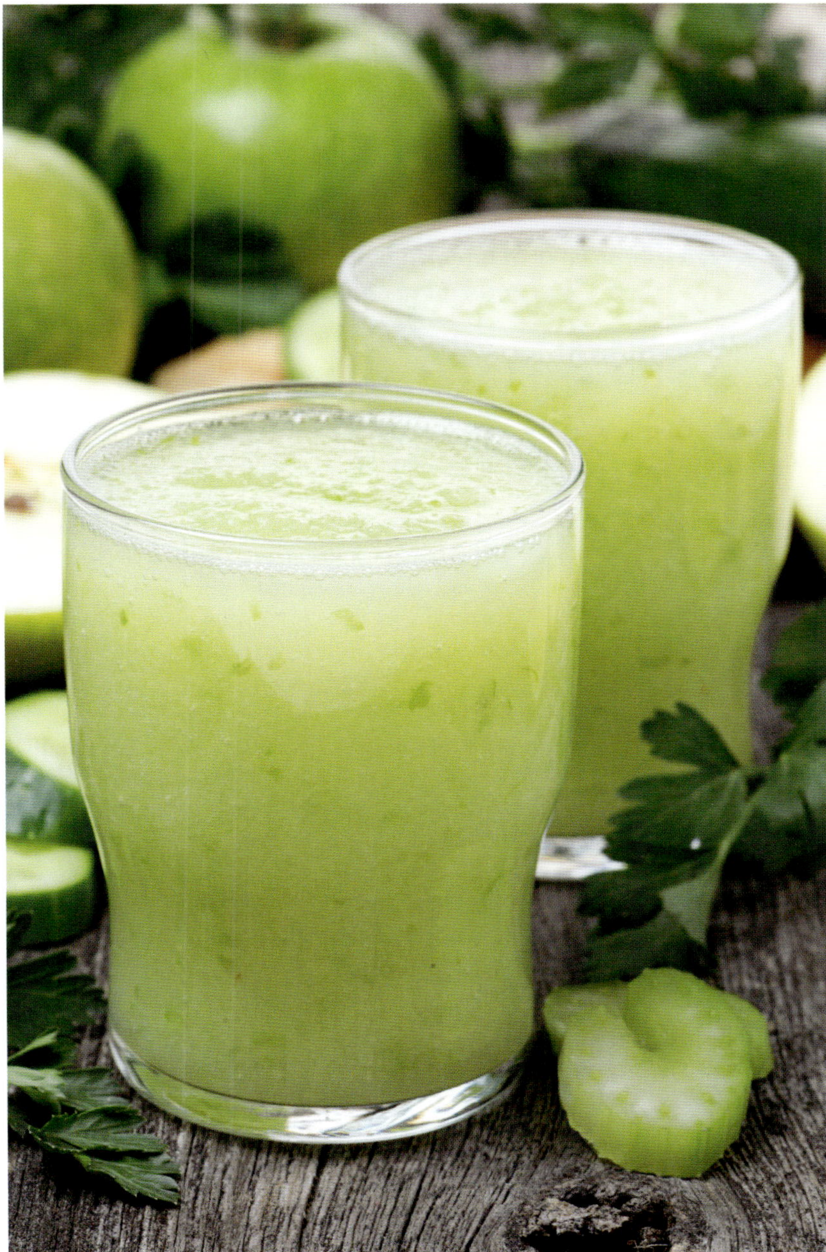

ZUMO SALUD DE HIERRO

Para combatir la anemia y recuperar la energía y el equilibrio emocional

INGREDIENTES

2 puñados de espinacas
1 raíz de remolacha
1 zanahoria
3 ramas de apio
1 limón

PREPARACIÓN

Lava todos los ingredientes menos el limón. Escúrrelos y sécalos con un paño o con papel de cocina. Si la zanahoria es ecológica, no es necesario pelarla. Pela el limón. A continuación, trocéalo todo según el tamaño de la boca de tu extractor de zumos.

Introduce los vegetales uno tras otro en el extractor hasta que obtengas el zumo. Consúmelo enseguida.

BENEFICIOS

La falta de hierro es uno de los temas que más suelen preocupar a la hora de plantearnos una alimentación rica en vegetales y exenta de proteína animal. Padecer anemia no siempre es sinónimo de no comer carne. Muchas de las personas anémicas que vienen a tratarse conmigo erradican la falta de hierro al abandonar la proteína animal y aumentar el consumo de hojas verdes.

Este zumo es un buen cóctel de hierro y vitamina C para combatir la anemia y aumentar la producción de glóbulos rojos. Si quieres potenciar sus efectos, agrega una cucharadita de postre de espirulina como *topping*.

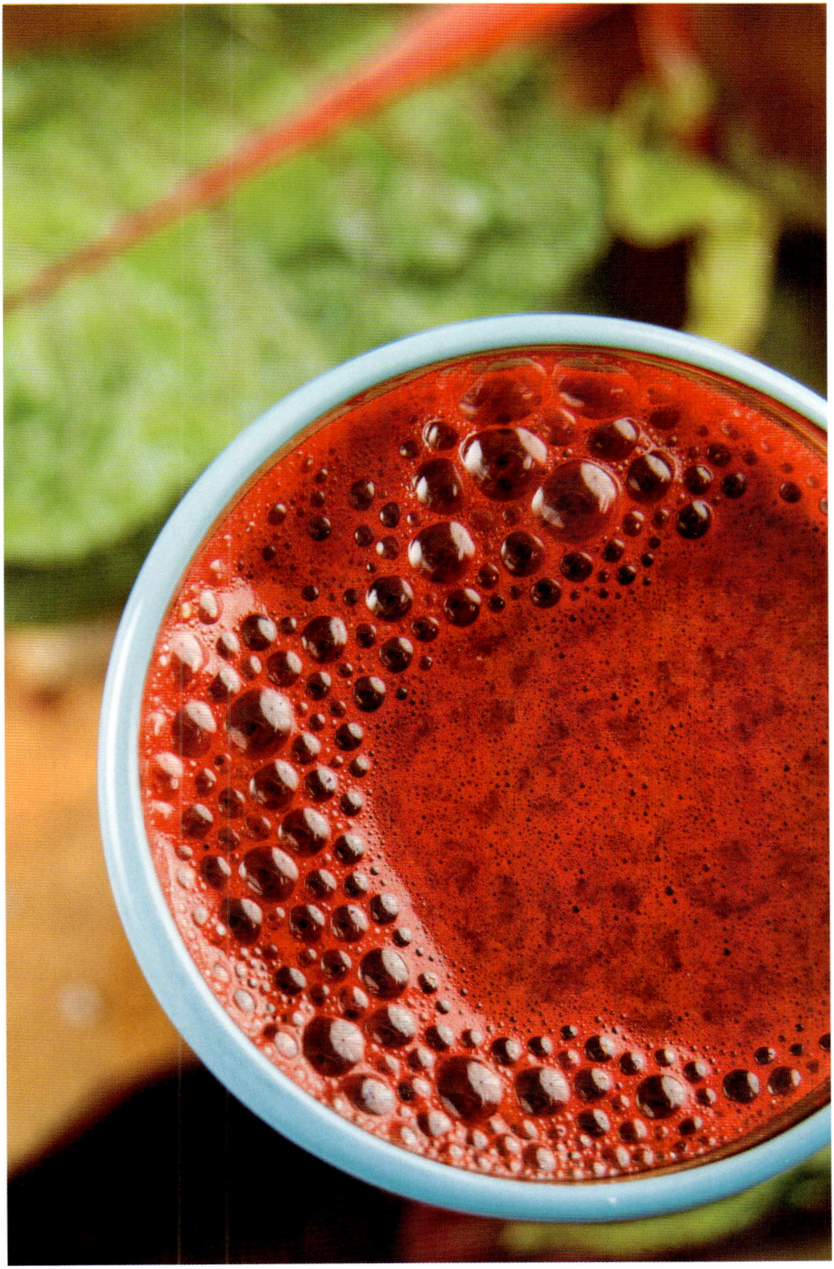

ZUMO INYECCIÓN

Rico en vitamina C, aumenta las defensas del organismo

INGREDIENTES

1 pomelo
½ limón
1 pepino
2 hojas de lechuga

PREPARACIÓN

Lava las hojas de lechuga. Escúrrelas y sécalas con un paño o con papel de cocina. Pela el pomelo, el medio limón y el pepino. A continuación, trocéalo todo según el tamaño de la boca de tu extractor de zumos.

Introduce los vegetales uno tras otro en el extractor hasta que obtengas el zumo. Consúmelo enseguida.

BENEFICIOS

Es el zumo ideal para aumentar nuestras reservas de vitamina C. Muy recomendado durante los cambios de estación o en aquellas situaciones en que agotamos las reservas de esta vitamina, también para las épocas de estrés o de frío —en que somos más vulnerables a coger resfriados—, y si somos fumadores o descansamos poco.

Además de todas estas aplicaciones, es el zumo ideal para combatir la resaca del día después, ya que la vitamina C ayuda a metabolizar el alcohol y a eliminarlo más rápidamente. En casos de anemia, se recomienda tomarlo treinta minutos antes de las comidas, ya que la vitamina C ayuda a fijar el calcio.

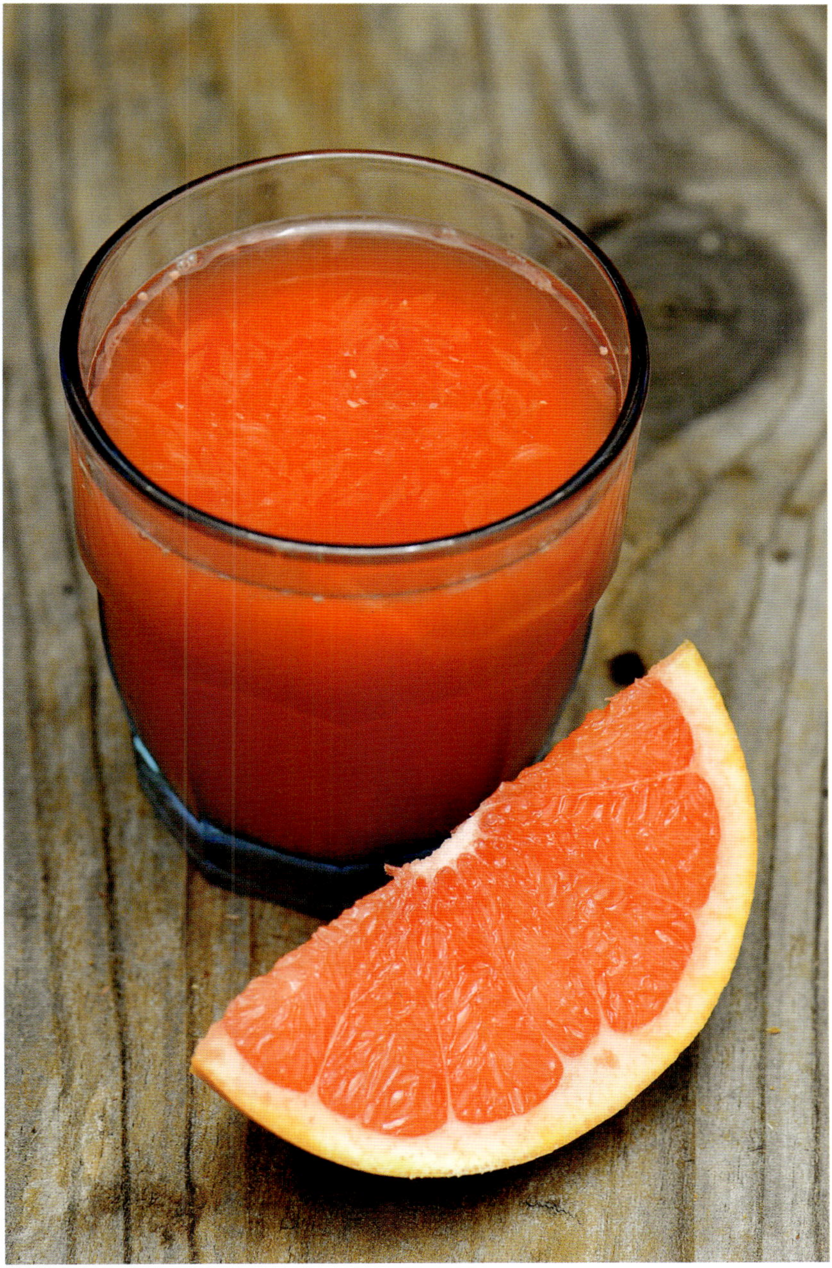

ZUMO FREEDOM

Una salud de hierro lejos de resfriados e infecciones

INGREDIENTES

1 zanahoria
2 pomelos
½ pepino
1 trocito de jengibre
4 hojas de menta
1 cucharada de polen de abeja

PREPARACIÓN

Lava todos los ingredientes menos los pomelos. Escúrrelos y sécalos con un paño o con papel de cocina. Pela el pepino y la zanahoria si no son ecológicos. Pela también los pomelos. A continuación, trocéalo todo según el tamaño de la boca de tu extractor de zumos.

Introduce los vegetales uno tras otro en el extractor hasta que obtengas el zumo. Consúmelo enseguida.

BENEFICIOS

Cuando llegan los cambios de estación y necesitamos aumentar nuestras defensas, este zumo es una deliciosa medicina preventiva.

Muy rico en vitamina C y en betacarotenos, estimula el sistema inmunológico. La menta tiene propiedades antivirales y anticongestivas de las vías respiratorias. Y el jengibre y el polen de abeja combaten las bacterias infecciosas, como buenos antibióticos naturales que son.

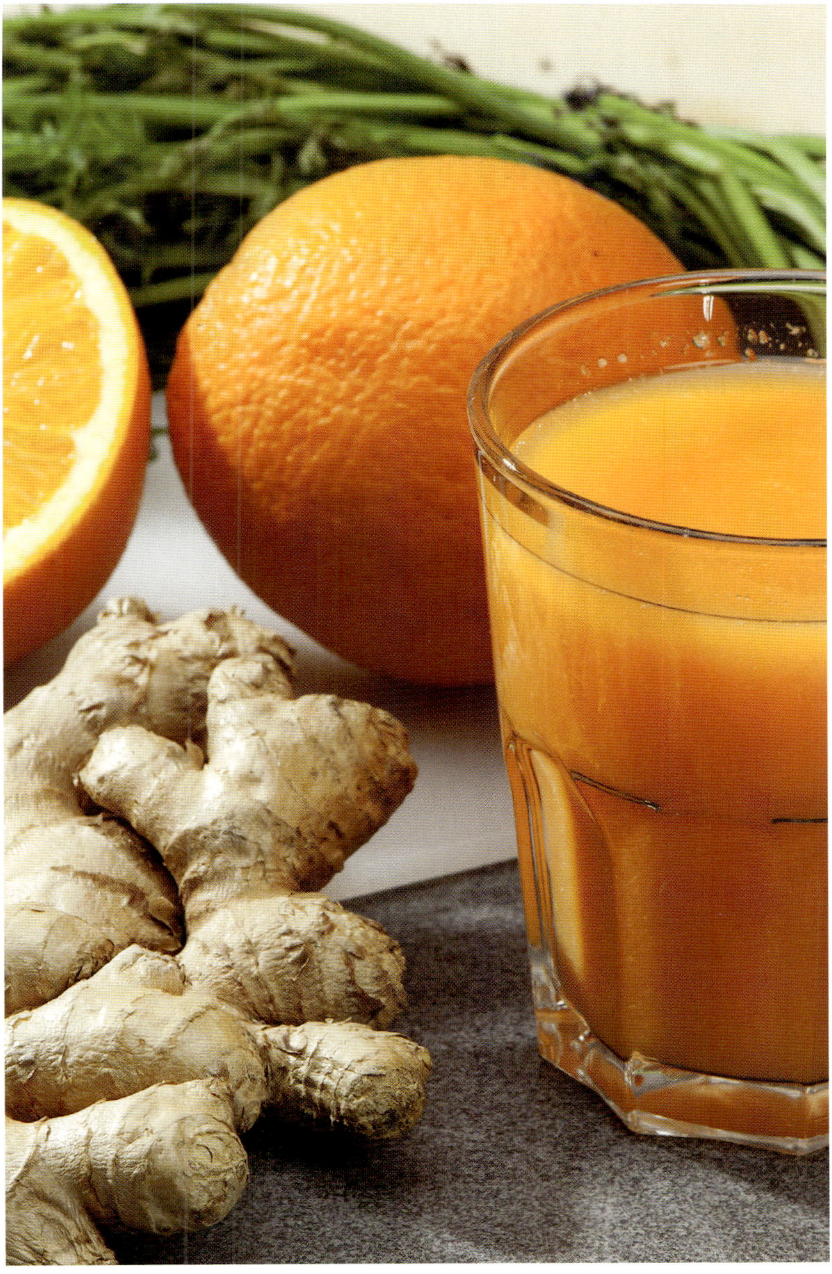

ZUMO IMMUNE BOOST

Mayor protección ante enfermedades, alergias, resfriados o infecciones

INGREDIENTES

5 zanahorias
5 ramitas de perejil
1 puñado de espinacas
2 ramas de apio
1 trocito de jengibre (del tamaño de la uña del dedo pulgar)

PREPARACIÓN

Lava todos los ingredientes. Escúrrelos y sécalos con un paño o con papel de cocina. Pela las zanahorias si no son ecológicas. A continuación, trocéalos según el tamaño de la boca de tu extractor de zumos.

Introduce los vegetales uno tras otro en el extractor hasta que obtengas el zumo. Consúmelo enseguida.

BENEFICIOS

Nuestro sistema inmunológico es como un ejército preparado para defender al organismo de los enemigos, que no son más que las enfermedades de cualquier origen. Si nuestro sistema inmune no se encuentra en buenas condiciones, entonces no estará preparado para defenderse y será más probable que pillemos un resfriado u otro trastorno más grave. Una buena costumbre es tonificarlo y reforzarlo regularmente con zumos tan sencillos como este.

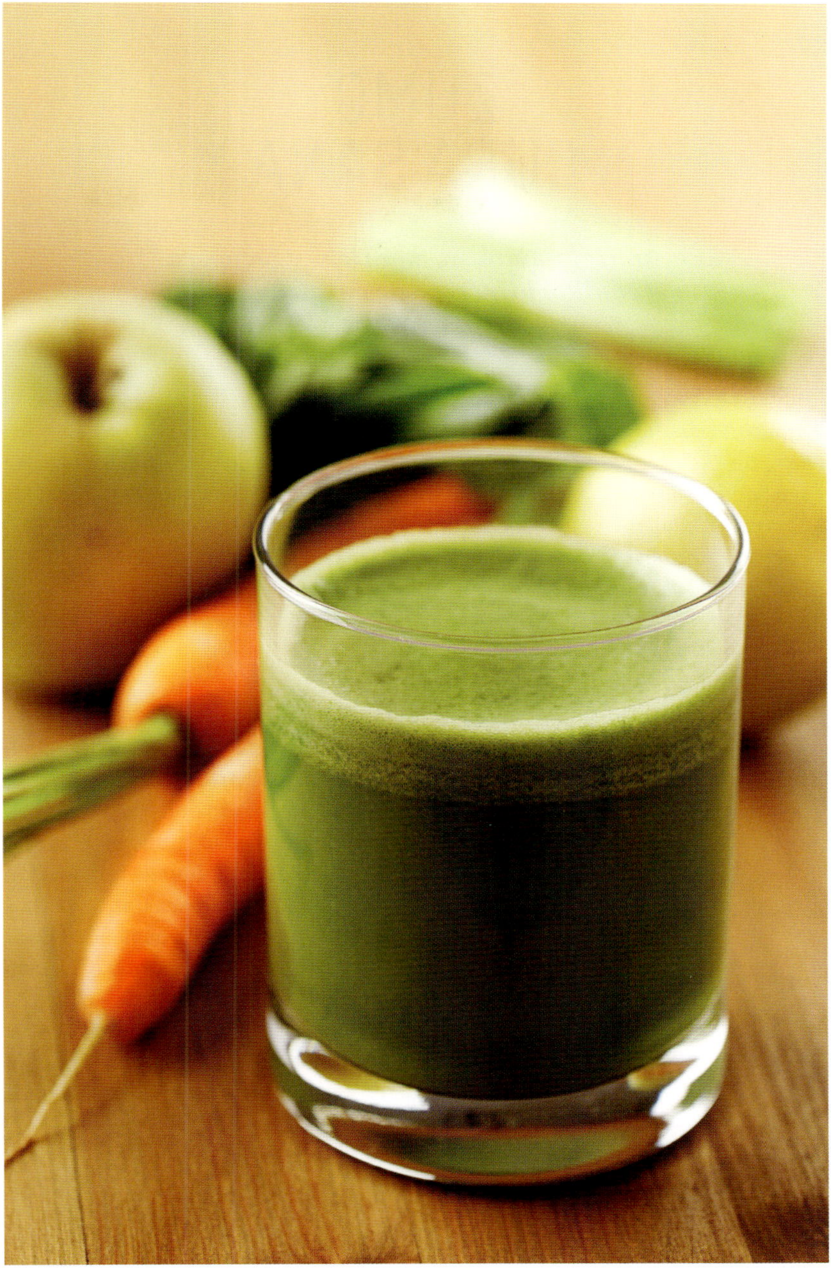

ZUMO CURA SANA

Antiinflamatorio, mantiene y recupera el equilibrio interno de nuestras células

INGREDIENTES

2 ramas de apio
1 pepino
1 manzana verde
5 hojas de albahaca fresca
1 trocito de raíz de jengibre (del tamaño de la uña del dedo pulgar)
1 trocito de raíz de cúrcuma (del tamaño de la uña del dedo pulgar)

PREPARACIÓN

Lava todos los vegetales. Escúrrelos y sécalos con un paño o con papel de cocina. Si son ecológicos, no es necesario pelarlos. Si no, pela el pepino y la manzana. A continuación, trocéalos según el tamaño de la boca de tu extractor de zumos.

Introduce los ingredientes uno tras otro en el extractor hasta que obtengas el zumo. Consúmelo enseguida.

BENEFICIOS

Muy recomendado para mantener el buen funcionamiento interno de nuestros órganos y tejidos. Donde hay inflamación hay toxinas y, por lo tanto, un desarrollo de enfermedad. Cualquier alteración acabada en *–itis* es sinónimo de inflamación y desequilibrio de nuestro bienestar. Procesos inflamatorios continuos o crónicos pueden derivar en enfermedades más graves, como el cáncer, el alzhéimer o la arterosclerosis entre otros. El «zumo cura sana» es un licuado concentrado de ingredientes vegetales antiinflamatorios y depurativos que nos ayudará a prevenir y a combatir estados inflamatorios.

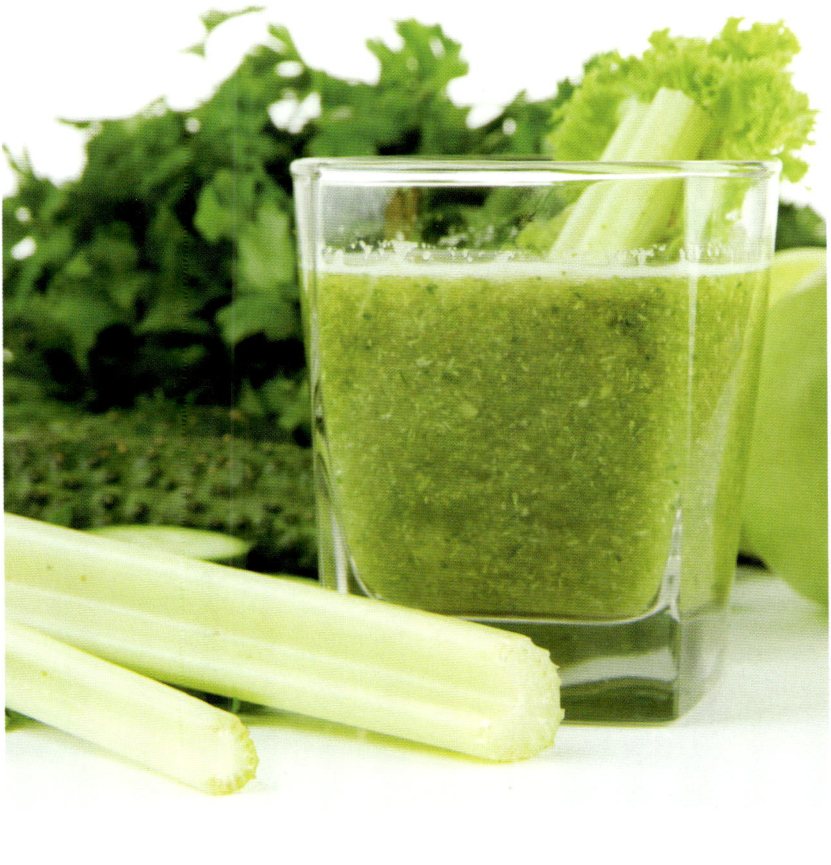

ZUMO ENERGY POWER

Recuperación del equilibrio físico y emocional y gran sensación de bienestar

INGREDIENTES

15 uvas rojas
2 ramas de apio
½ pepino
½ lima
1 puñado de albahaca fresca

PREPARACIÓN

Lava todos los ingredientes menos la lima. Escúrrelos y sécalos con un paño o con papel de cocina. Pela el pepino si no es ecológico. Pela la lima. A continuación, trocéalo todo según el tamaño de la boca de tu extractor de zumos.

Introduce los vegetales uno tras otro en el extractor hasta que obtengas el zumo. Consúmelo enseguida.

BENEFICIOS

Este zumo restaurador es ideal para deportistas, estudiantes o personas que se encuentran en períodos de convalecencia. Las uvas rojas son una muy buena fuente de energía natural. Por otro lado, el poder depurativo y antioxidante de este zumo ayudará a eliminar radicales libres y deshechos metabólicos, que se generan fruto del esfuerzo que requieren estas situaciones para el organismo. La albahaca, además, contribuye a reforzar y equilibrar el sistema nervioso. La uva, debido a su alto contenido en azúcar, no es recomendable en el caso de personas diabéticas.

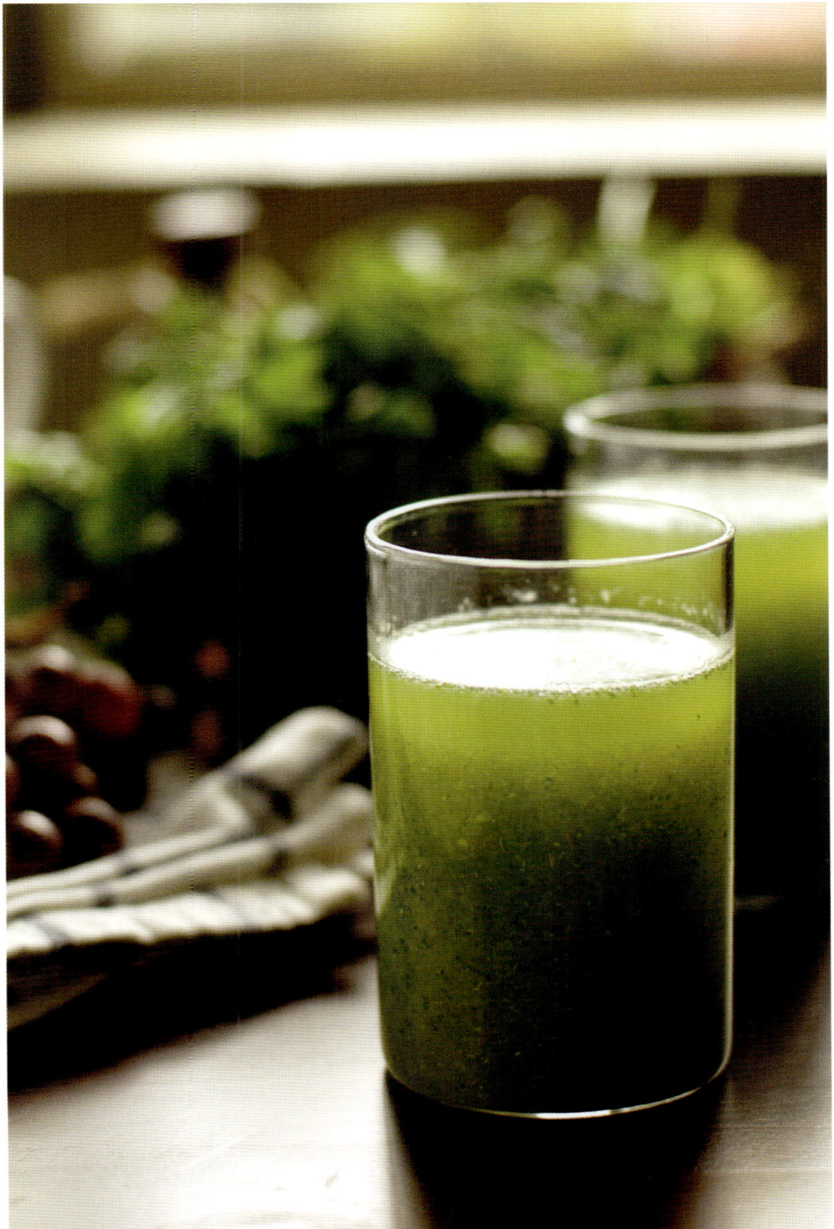

ZUMO DULCE DESPERTAR

Vigor, energía y capacidad de concentración

INGREDIENTES

1 manzana
1 pera
1 pomelo
2 ramas de apio
1 trocito de raíz de jengibre (del tamaño de la uña del dedo pulgar)

PREPARACIÓN

Lava todos los ingredientes menos el pomelo. Escúrrelos y sécalos con un paño o con papel de cocina. Si las frutas son ecológicas, no es necesario pelarlas. Pela el pomelo. A continuación, trocéalo todo según el tamaño de la boca de tu extractor de zumos.

Introduce los vegetales uno tras otro en el extractor hasta que obtengas el zumo. Consúmelo enseguida.

BENEFICIOS

Este zumo es otra opción para sustituir el café de la mañana. Su riqueza en fruta aporta mucha energía de la buena al organismo. La realidad es que el café nos aporta una falsa energía; falsa porque nos la da a cambio de una buena propina: su absorción consume energía y roba reservas nutricionales de nuestro organismo. Por eso, después de un café, necesitamos otro para ir tirando. Si bebes café con regularidad, seguro que habrás tenido la sensación de estar en un círculo vicioso. En cambio, los zumos no nos quitan nada, solo nos aportan. Vitaminas, minerales, enzimas, fibra, oligoelementos, electrolitos..., en definitiva, un sinfín de sustancias que nos aportan una energía de alto rendimiento.

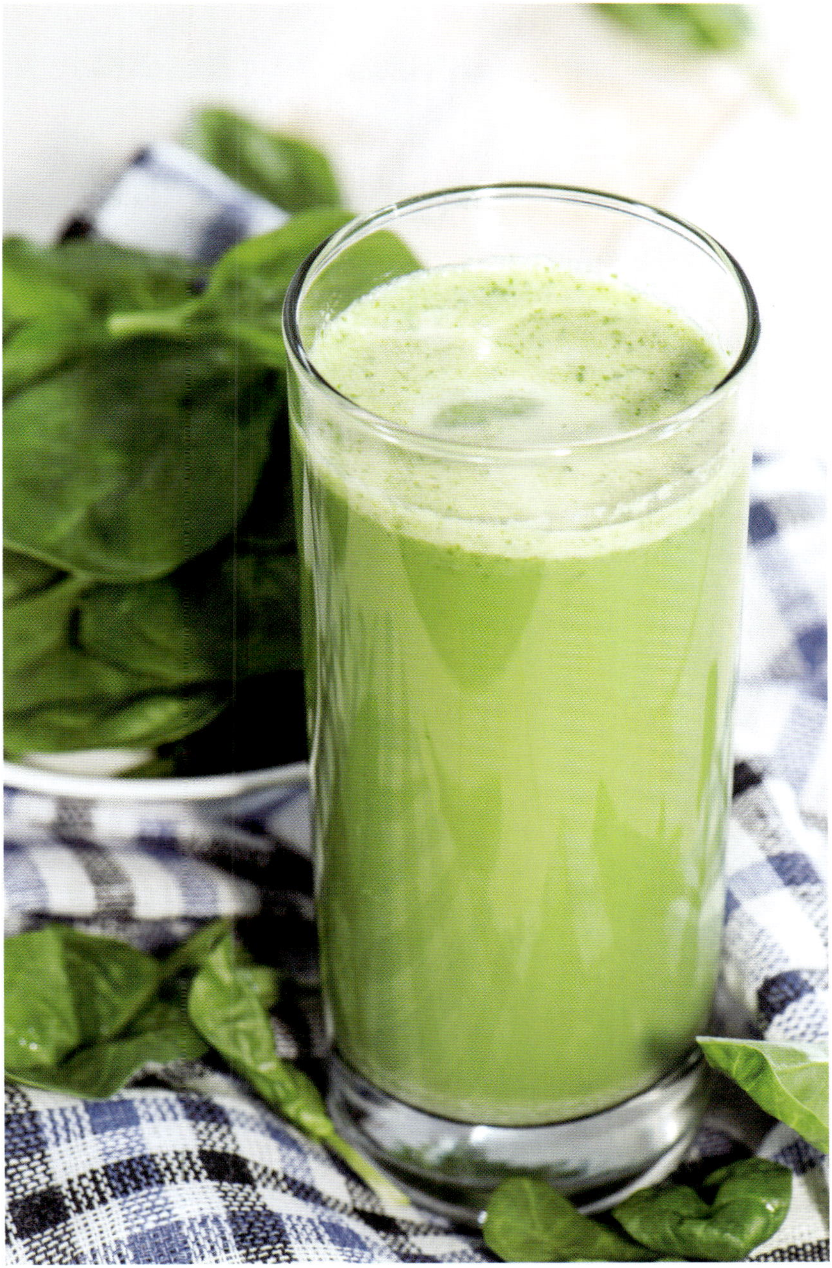

ZUMO ARCOÍRIS

Anti-aging, *piel más joven, tersa, hidratada y luminosa*

INGREDIENTES

½ pimiento rojo/amarillo (opcional)
1 raíz de remolacha
4 zanahorias
6 hojas de lechuga romana
1 pepino

PREPARACIÓN

Lava todos los vegetales. Escúrrelos y sécalos con un paño o con papel de cocina. Si las zanahorias y el pepino son ecológicos, no hace falta pelarlos. A continuación, trocéalo todo según el tamaño de la boca de tu extractor de zumos.

Introduce los ingredientes uno tras otro en el extractor hasta que obtengas el zumo. Consúmelo enseguida.

BENEFICIOS

Este zumo tricolor, que convertirá nuestro vaso en un arcoíris, guarda el equilibrio perfecto entre vitamina C y betacarotenos, dos antioxidantes imprescindibles para mantener la calidad y la juventud de nuestra piel.

El pepino, además, repara, hidrata y aporta vitalidad a las células. Si decidimos que el pimiento sea rojo, el zumo nos aportará licopeno, otro ingrediente que juega un papel importante a la hora de prevenir el envejecimiento celular.

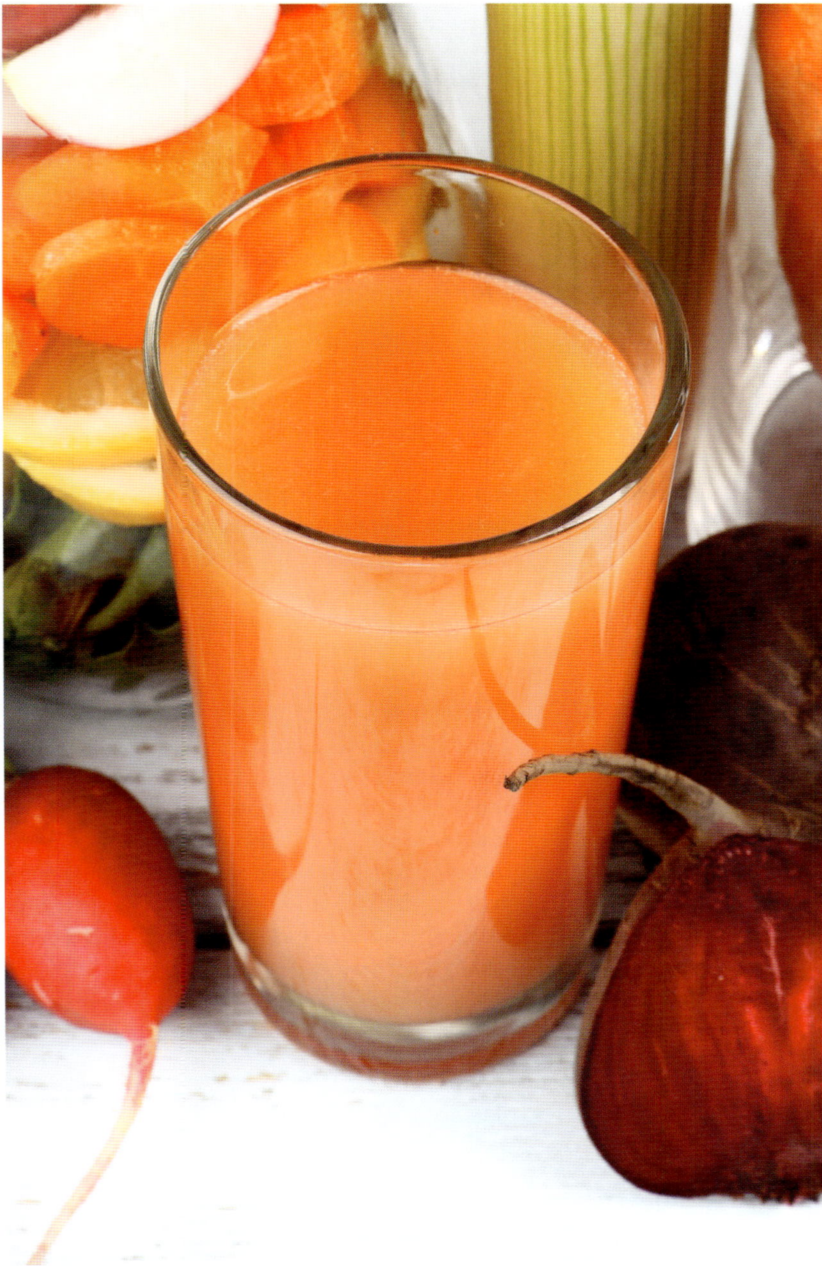

ZUMO BUEN VER

Mejora la visión y nos permite lucir una piel mejor bronceada en verano

INGREDIENTES

1 manzana
5 zanahorias
2 puñados de espinacas
1 trocito de jengibre (opcional)

PREPARACIÓN

Lava todos los ingredientes. Escúrrelos y sécalos con un paño o con papel de cocina. Si las zanahorias y la manzana son ecológicas, no hace falta pelarlas. A continuación, trocéalo todo según el tamaño de la boca de tu extractor de zumos.

Introduce los vegetales uno tras otro en el extractor hasta que obtengas el zumo. Consúmelo enseguida.

BENEFICIOS

Con este zumo no solo estaremos de buen ver, sino que mejoraremos la vista. Su riqueza en betacarotenos (precursores de la vitamina A), que retrasa el deterioro de las células, convierte este zumo en un gran antioxidante que cuida la salud de la piel y refuerza la visión. Es un zumo ideal para mejorar la ceguera nocturna, la hipersensibilidad a la luz solar y la formación de cataratas.

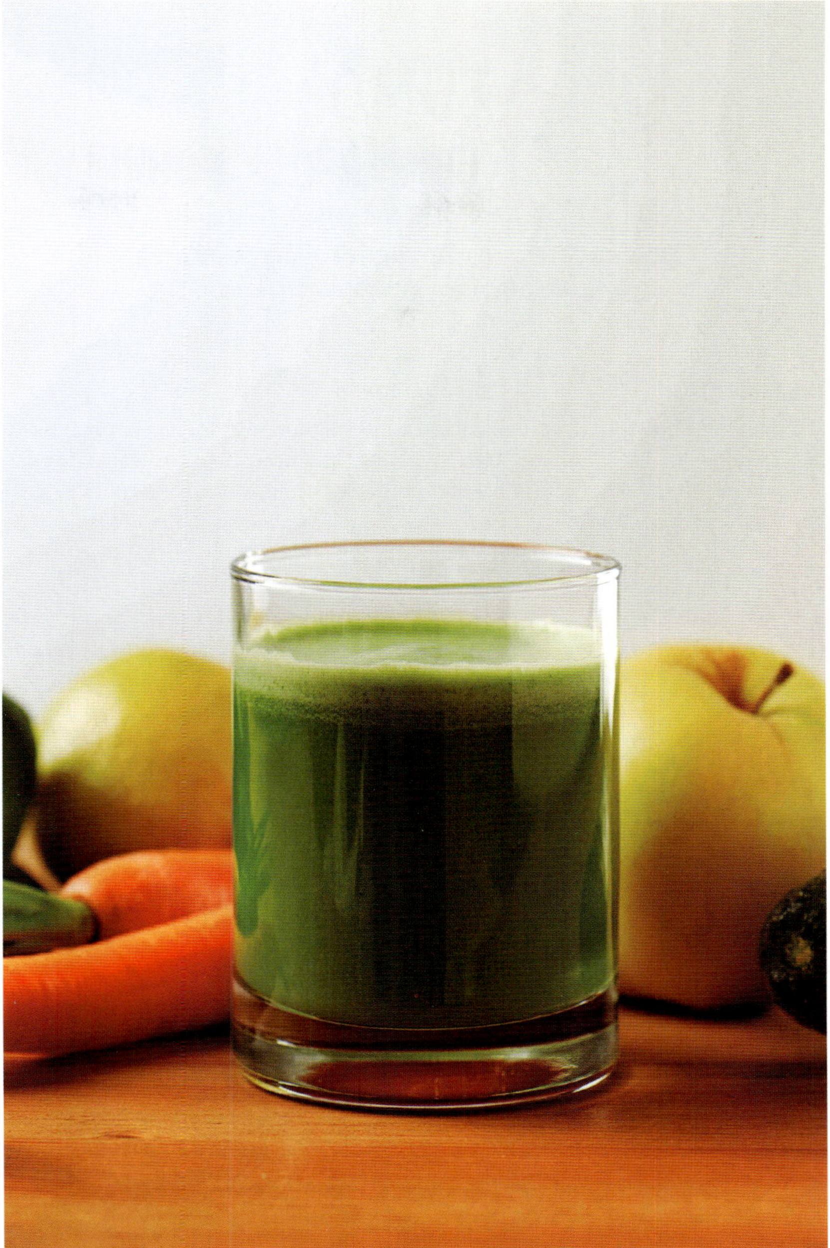

ZUMO TROPICAL

Descongestiona y mejora el aspecto de piel de naranja de la celulitis

INGREDIENTES

2 rodajas de piña
½ pepino
2 ramas de apio
2 puñados de espinacas

PREPARACIÓN

Lava todos los ingredientes menos la piña. Escúrrelos y sécalos con un paño o con papel de cocina. Si el pepino es ecológico, no hace falta pelarlo. Corta y pela dos rodajas de piña. A continuación, trocéalo todo según el tamaño de la boca de tu extractor de zumos.

Introduce los ingredientes uno tras otro en el extractor hasta que obtengas el zumo. Consúmelo enseguida.

BENEFICIOS

Este cóctel superdiurético combate la retención de líquidos. Su ingrediente estrella es la piña, que contiene una sustancia llamada bromelina, con propiedades anti inflamatorias y diuréticas, que mejora los procesos edematosos relacionados con la celulitis.

Este zumo de sabor exótico, tomado diariamente en ayunas junto con un poco de ejercicio y una alimentación sana rica en vegetales y libre de azúcares y grasas saturadas, mantendrá la celulitis a raya.

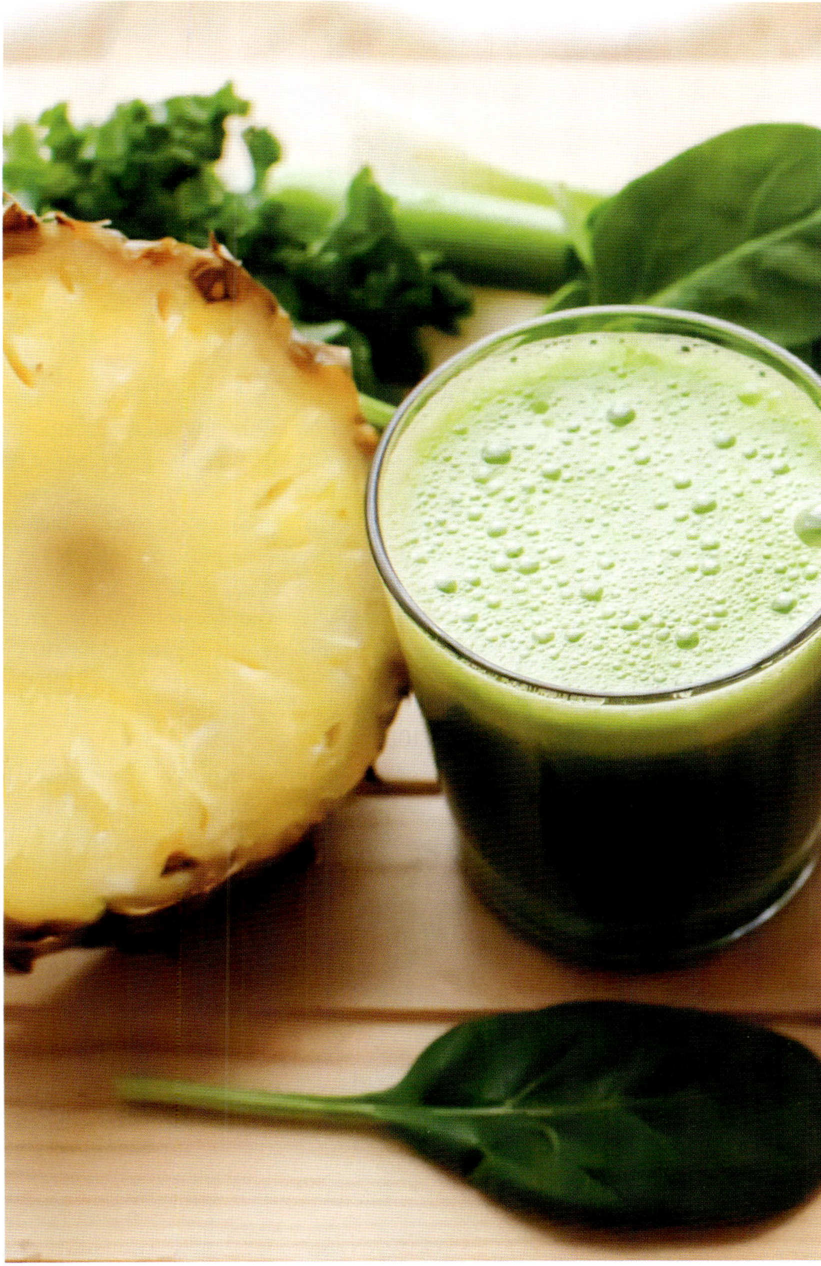

ZUMO ANTI-AGING

Antioxidante, piel suave, de buena calidad y aspecto saludable

INGREDIENTES

1 pomelo
6 zanahorias
1 puñado de espinacas
1 trocito de raíz de jengibre (del tamaño de la uña del dedo pulgar)

PREPARACIÓN

Lava todos los ingredientes menos el pomelo. Escúrrelos y sécalos con un paño o con papel de cocina. Si las zanahorias son ecológicas, no hace falta pelarlas. Pela el pomelo. A continuación, trocéalos todos según el tamaño de la boca de tu extractor de zumos.

Introduce los ingredientes uno tras otro en el extractor hasta que obtengas el zumo. Consúmelo enseguida.

BENEFICIOS

Cuando pensemos en un zumo que nos ayude a tener una piel bonita, automáticamente debemos elegir ingredientes ricos en vitamina C y en betacarotenos. Aquí tenemos otro ejemplo, pero esta vez reforzado con el hierro que aportan las espinacas, un mineral imprescindible para que el oxígeno llegue a nuestros tejidos, y que, además, gracias a la presencia de vitamina C del zumo, se asimilará fácilmente. Al contrario de la palidez que se adquiere cuando se tiene anemia, un buen nivel de hierro en sangre aporta un tono saludable a la piel.

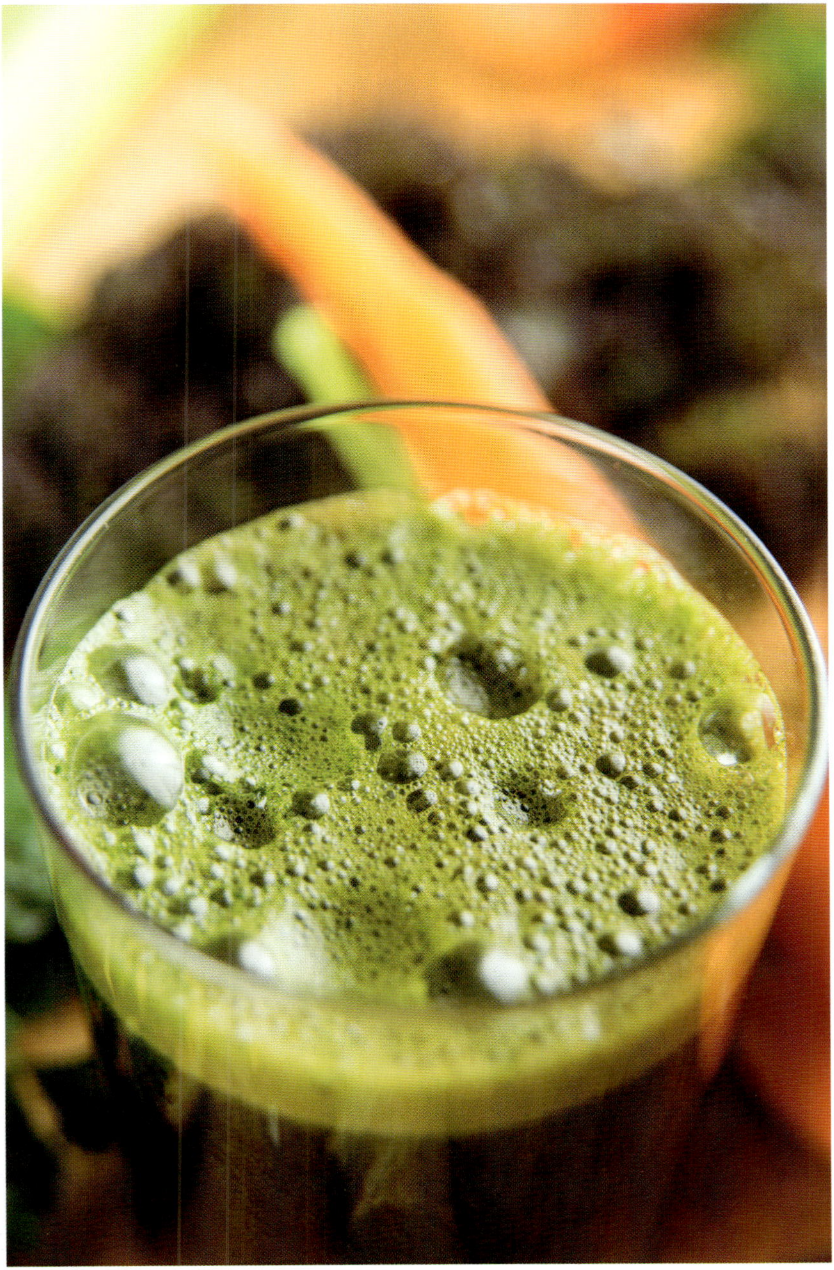

ZUMO DELI

Piel radiante y luminosa con algunos años de menos

INGREDIENTES

4 zanahorias
2 manzanas Smith
1 raíz de remolacha

PREPARACIÓN

Lava los tres vegetales. Escúrrelos y sécalos con un paño o con papel de cocina. Si son ecológicos, no hace falta pelarlos. A continuación, trocéalos según el tamaño de la boca de tu extractor de zumos.

Introdúcelos uno tras otro en el extractor hasta que obtengas el zumo. Consúmelo enseguida.

BENEFICIOS

Este zumo tiene la ventaja de proporcionar un alto contenido de antioxidantes, en forma de vitamina C, y betacarotenos con muy poquitos ingredientes.

Por la presencia de la remolacha, se trata de un zumo también rico en ácido fólico, tan necesario para la formación de nuevo tejido. Su efecto depurativo aportará, además, mucha luminosidad a la piel. Y lo mejor de este zumo es su dulce y delicioso sabor.

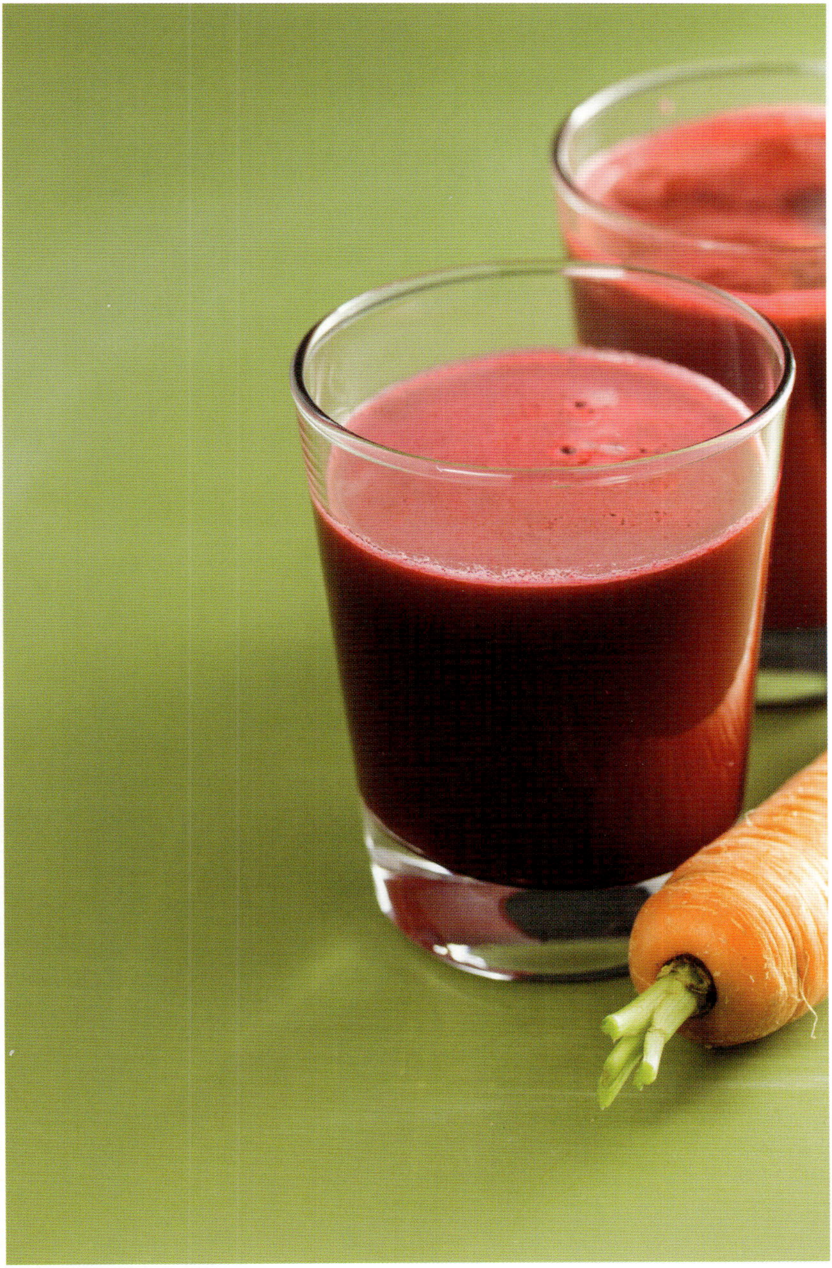

ZUMO SUNSHINE

Una piel joven con menos arrugas y menos marcadas

INGREDIENTES

1 pimiento rojo
2 zanahorias
1 manzana
1 trocito de raíz de jengibre (del tamaño de la uña del dedo pulgar)
1 cucharada sopera de semillas de cáñamo

PREPARACIÓN

Lava todos los vegetales. Escúrrelos y sécalos con un paño o con papel de cocina. Si la manzana y las zanahorias son ecológicas no hace falta pelarlas. A continuación, trocéalos según el tamaño de la boca de tu extractor de zumos.

Introduce los ingredientes uno tras otro en el extractor hasta que obtengas el zumo. Consúmelo enseguida.

BENEFICIOS

Zumo dulce con un punto picante casi milagroso porque contiene, nada más y nada menos, que todos los ingredientes considerados de la eterna juventud: vitaminas A, C, D y E, licopeno, polifenoles y omega-3.

Las semillas de cáñamo son imprescindibles en este zumo ya que serán las portadoras de vitamina E y ácidos grasos omega-3. Tomado diariamente, el reloj de nuestra piel empezará a moverse en el sentido contrario a las agujas del reloj.

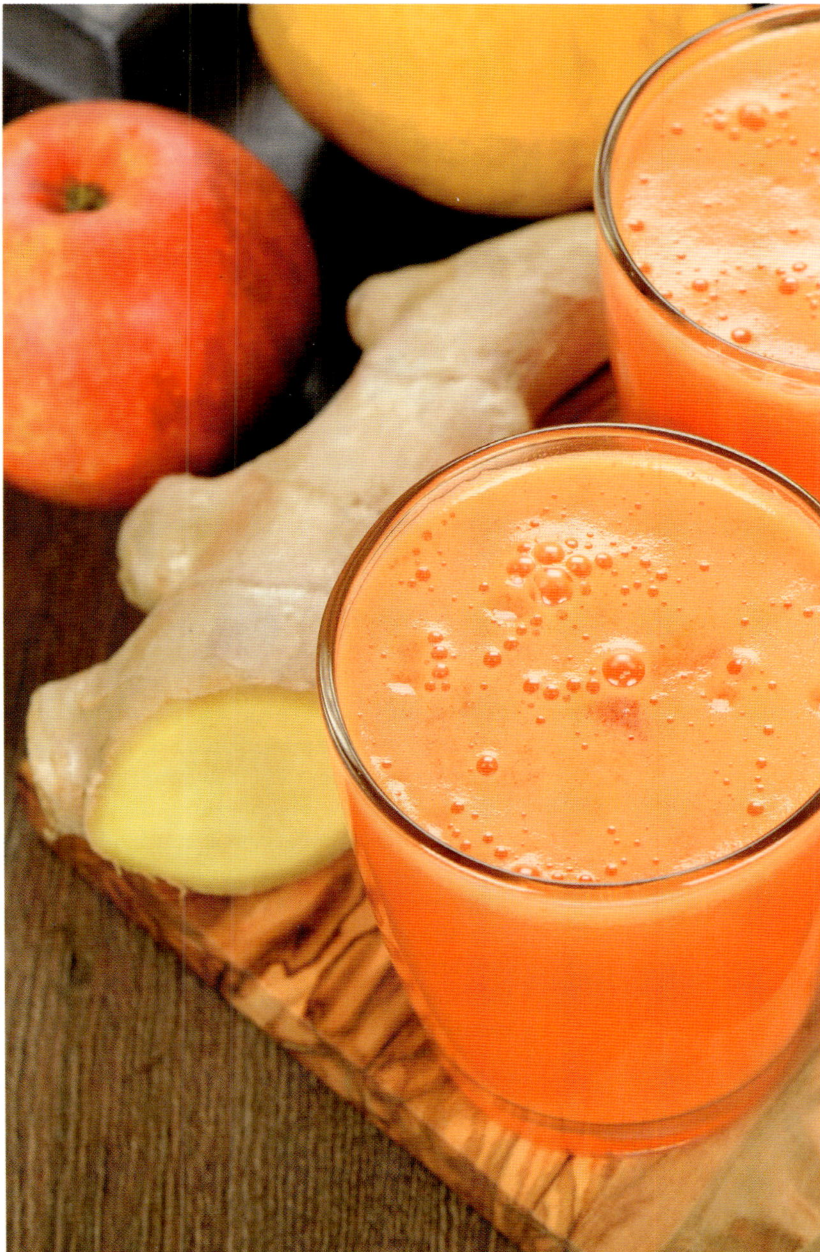

ZUMO VIENTRE PLANO

Alivia la acidez del estómago y restablece la sensación de confort

INGREDIENTES

½ col
5 zanahorias
2 ramas de apio
½ pepino

PREPARACIÓN

Lava todos los ingredientes. Escúrrelos y sécalos con un paño o con papel de cocina. Si las zanahorias y el pepino son ecológicos, no es necesario pelarlos. A continuación, trocéalos según el tamaño de la boca de tu extractor de zumos.

Introduce los vegetales uno tras otro en el extractor hasta que obtengas el zumo. Consúmelo enseguida.

BENEFICIOS

Este elixir estomacal se compone de los vegetales más eficaces a la hora de cuidar la mucosa gástrica. El zumo de la col actúa como un antiácido natural que aumenta la producción de mucina, sustancia mucosa que facilita el paso de los alimentos y que actúa como lubricante y protector gástrico. Además, se ha descubierto que la col ayuda incluso a la cicatrización de lesiones gástricas. El apio también tiene la capacidad de restablecer la mucosa gástrica y de proteger las paredes del estómago.

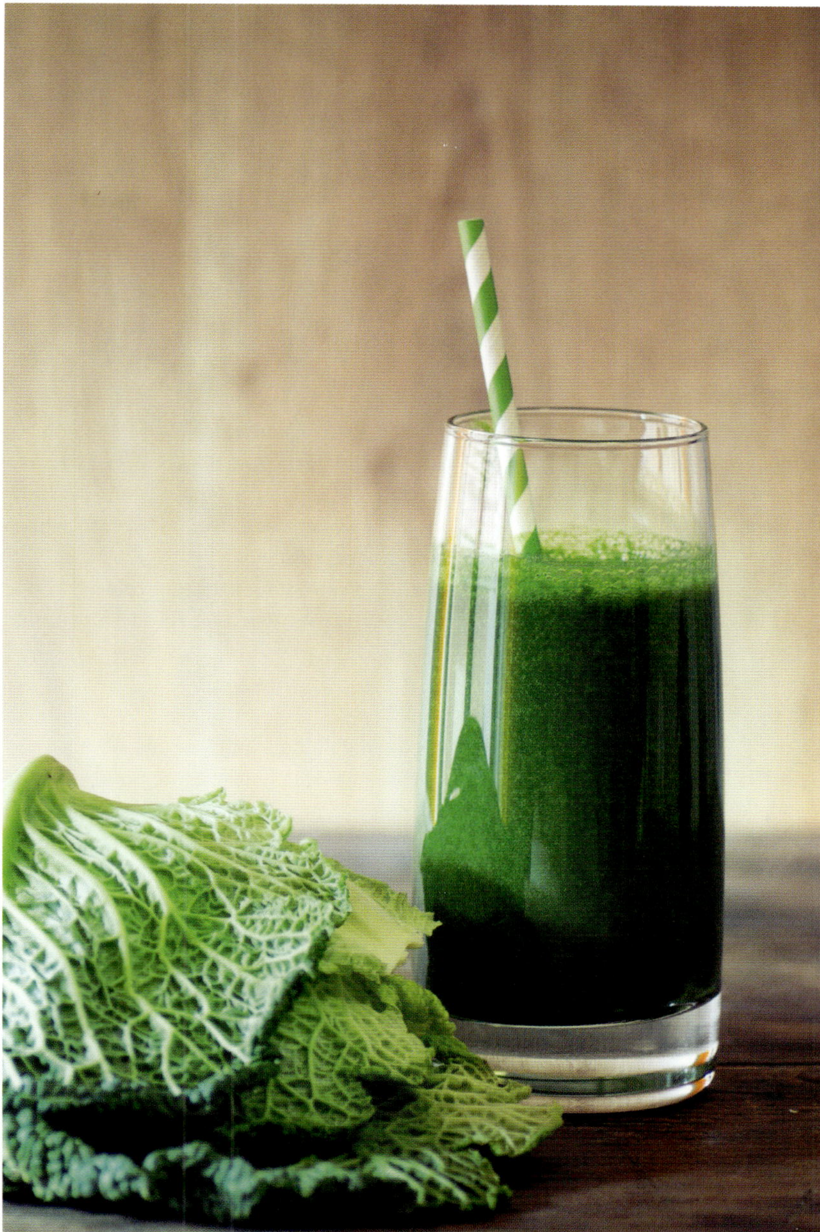

ZUMO HAPPY DAY

Disminuye la acidez de estómago y permite una mejor digestión y un mayor confort digestivo

INGREDIENTES

¼ de col lombarda
3 ramas de apio
½ limón
1 manzana

PREPARACIÓN

Lava los vegetales. Escúrrelos y sécalos con un paño o con papel de cocina. Si la manzana es ecológica, no hace falta pelarla. Pela el limón. A continuación, trocéalo todo según el tamaño de la boca de tu extractor de zumos.

Introduce los ingredientes uno tras otro en el extractor hasta que obtengas el zumo. Consúmelo enseguida.

BENEFICIOS

El estrés de la vida cotidiana es uno de los principales problemas que diariamente pone en jaque a nuestra salud genera en nosotros una situación que se traduce en efectos físicos. Uno de los más habituales es la acidez de estómago, un mal que por desgracia está muy extendido. Este zumo, tomado regularmente en ayunas, es un remedio muy efectivo para ir eliminando este malestar. Incluso bebido una media hora antes de las comidas nos servirá de tónico para preparar el estómago.

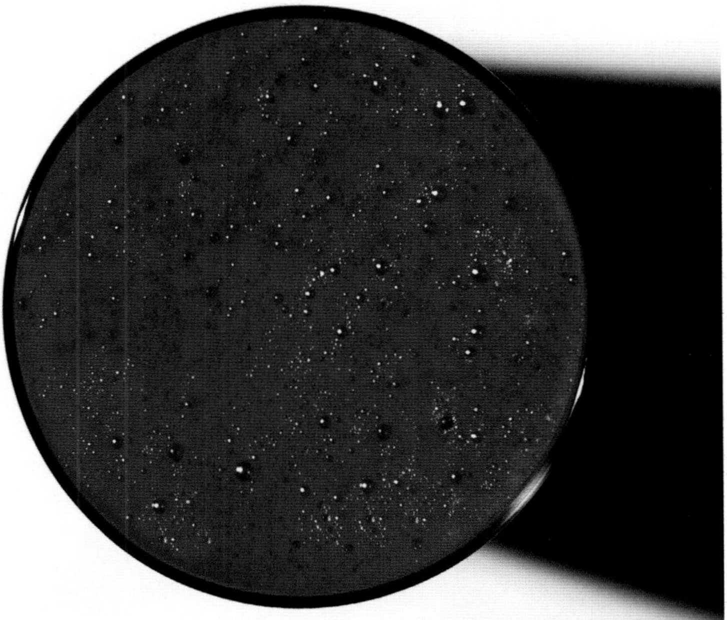

ZUMO KIWI EXPRESS

Para ir al baño cada día como un reloj

INGREDIENTES

2 kiwis
1 manzana
2 puñados de espinacas
½ limón

PREPARACIÓN

Lava la manzana y las espinacas. Escúrrelas y sécalas con un paño o con papel de cocina. Pela la manzana si no es ecológica. Pela el limón y los kiwis. A continuación, trocéalo todo según el tamaño de la boca de tu extractor de zumos.

Introduce los vegetales uno tras otro en el extractor hasta que obtengas el zumo. Consúmelo enseguida.

BENEFICIOS

El contenido en magnesio y fibra soluble e insoluble del kiwi aporta a este zumo grandes propiedades laxantes. El kiwi y las espinacas, junto con la pectina de la manzana, forman un potente trío de fibras que previenen el estreñimiento y mejoran el tránsito intestinal. Si todavía quieres una acción más fuerte, puedes agregar semillas de chía en el zumo. Los mucílagos que forma esta semilla en contacto con un medio líquido aumentan su tamaño y estimulan la motilidad intestinal.

Por lo tanto, menos toxinas acumuladas en el organismo nos aportarán una mayor claridad mental y capacidad de concentración.

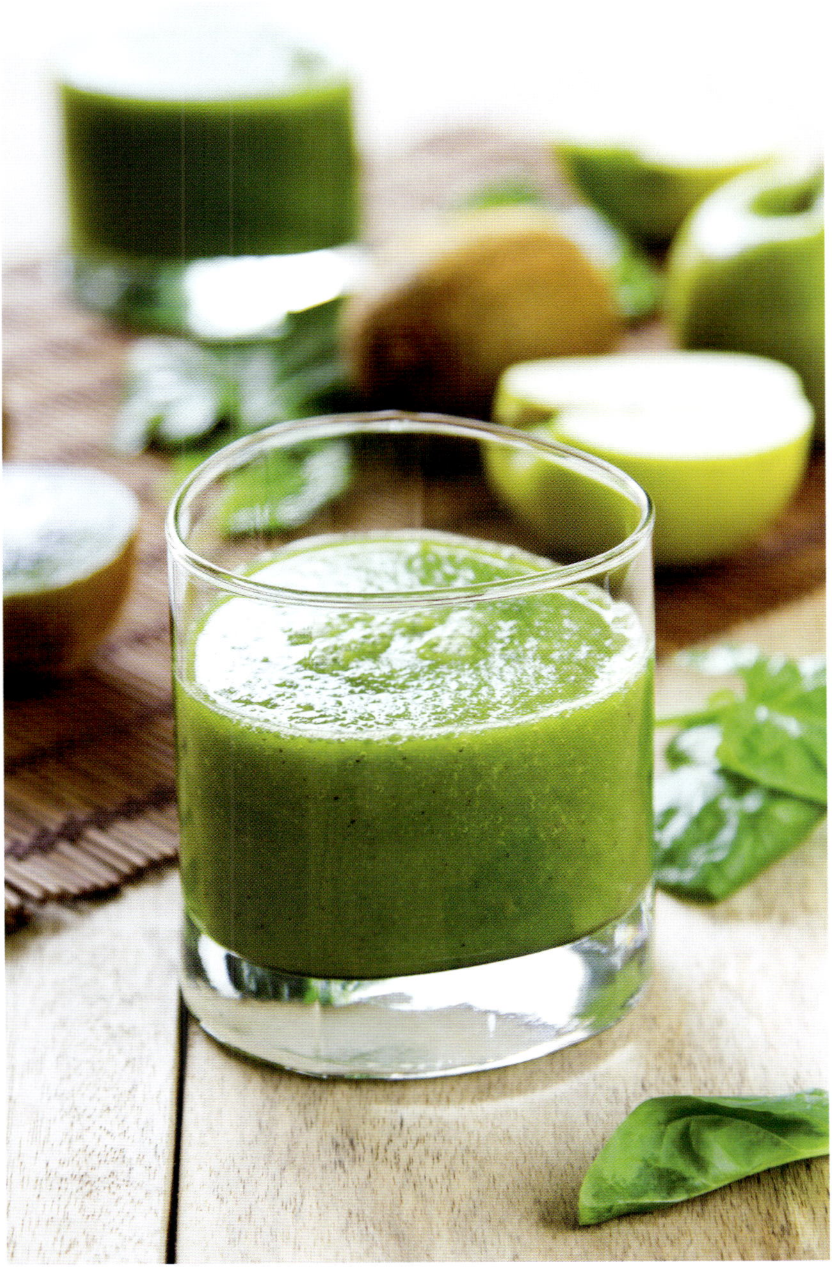

ZUMO COOL SUMMER

Sensación de saciedad y de frescor durante los calores del verano

INGREDIENTES

¼ de sandía
4 hojas de menta
½ limón

PREPARACIÓN

Lava las hojas de menta. Escúrrelas y sécalas con un paño o con papel de cocina. Corta y pela la sandía y el limón. A continuación, trocéalo todo según el tamaño de la boca de tu extractor de zumos.

Introduce los vegetales uno tras otro en el extractor hasta que obtengas el zumo. Consúmelo enseguida.

BENEFICIOS

La sandía es una de las frutas más populares del verano. Su pulpa fresca, dulce y jugosa sacia el hambre y calma la sed. Esta fruta, rica en L-citrulina, aminoácido dilatador de los vasos sanguíneos, combinada con hojas de menta de gran efecto refrescante, convierte este zumo en un auténtico elixir veraniego para mejorar nuestra circulación sanguínea y reducir nuestros calores. Aprende todos los beneficios que esta saciante fruta nos aporta y conviértete en un experto del zumo más *cool* del verano para deleitar a tus invitados.

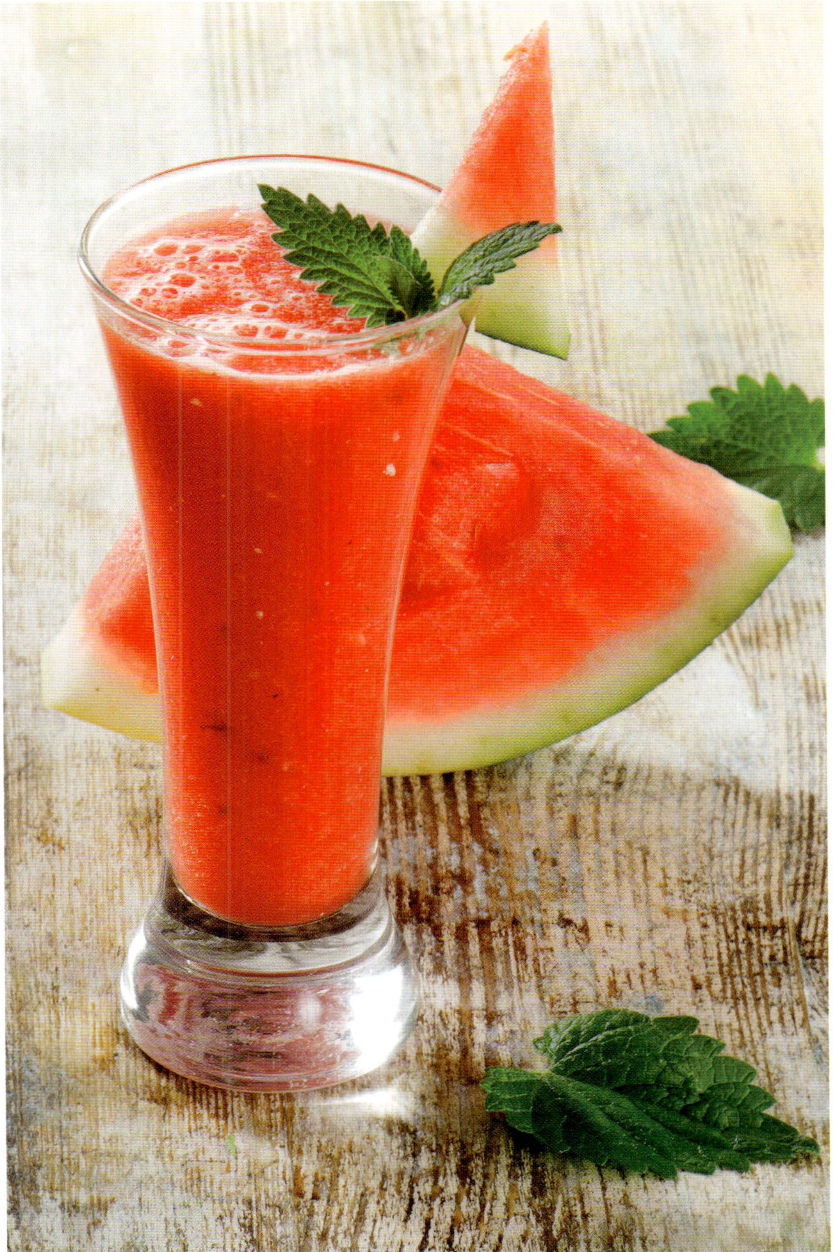

ZUMO BALANCE

Buen nivel de energía y sensación de tenir el peso bajo control

INGREDIENTES

6 zanahorias
1 pepino
½ limón
10 rabanitos

PREPARACIÓN

Lava todos los vegetales menos el limón. Escúrrelos y sécalos con un paño o con papel de cocina. Pela el limón. Si el pepino es ecológico, no hace falta que lo peles. A continuación, trocéalo todo según el tamaño de la boca de tu extractor de zumos.

Introduce los ingredientes uno tras otro en el extractor hasta que obtengas el zumo. Consúmelo enseguida.

BENEFICIOS

Este sorprendente zumo, gracias a la gran cantidad de rabanitos que lo componen, tiene la virtud de disminuir el exceso de producción de hormonas tiroideas y, por lo tanto, de ayudar a compensar la glándula tiroides. Los pepinos contienen vitaminas del grupo B, que son necesarias para el buen funcionamiento de la tiroides, especialmente cuando es hiperactiva. Este zumo no está tan recomendado en caso de hipotiroidismo.

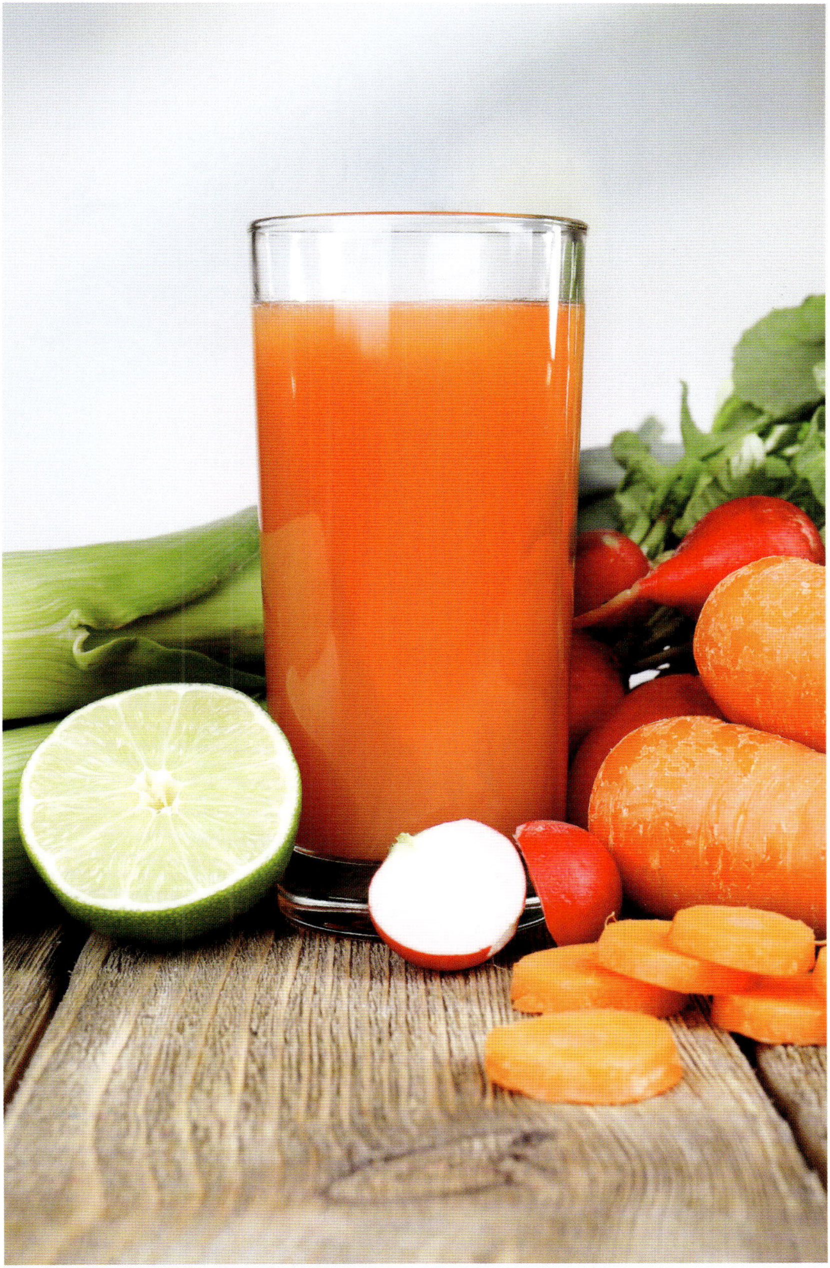

ZUMO FLOWER POWER

Relajación, equilibrio, capacidad de concentración y sensación de bienestar

INGREDIENTES

½ pomelo
2 ramas de apio
½ pepino
1 diente de ajo (opcional)
¼ de raíz de hinojo

PREPARACIÓN

Lava todos los ingredientes menos el pomelo. Escúrrelos y sécalos con un paño o con papel de cocina. Corta y pela el pomelo. No peles el pepino si es ecológico. A continuación, trocéalos según el tamaño de la boca de tu extractor de zumos.

Introduce los vegetales uno tras otro en el extractor hasta que obtengas el zumo. Consúmelo enseguida.

BENEFICIOS

El estrés es un estado que aparece cuando se produce algún cambio que genera tensión y ansiedad. Cuando ese estrés dura a lo largo del tiempo, se crea una reacción negativa en nuestro organismo. Existen determinados alimentos antiestrés que ayudan a relajar nuestro sistema nervioso, a reducir la presión arterial y a combatir síntomas del estrés como el agotamiento, la deshidratación o la acidificación de la sangre.

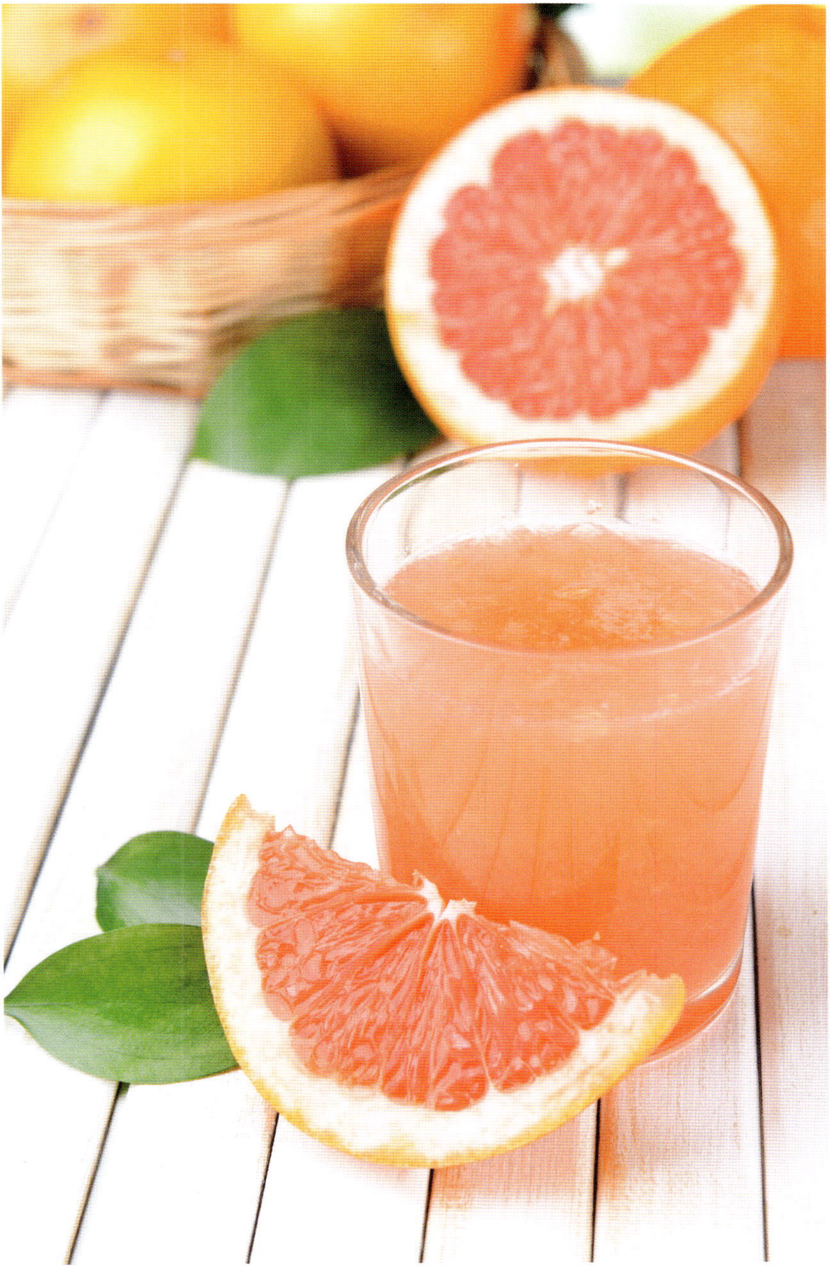

ZUMO HUESOS FUERTES

Huesos más fuertes durante más años

INGREDIENTES

1 cabeza de brócoli
5 ramitas de perejil
3 zanahorias
1 manzana Smith

PREPARACIÓN

Lava todos los ingredientes. Escúrrelos y sécalos con un paño o con papel de cocina. Si las zanahorias son ecológicas, no hace falta que las peles. A continuación, trocéalos según el tamaño de la boca de tu extractor de zumos.

Introduce los vegetales uno tras otro en el extractor hasta que obtengas el zumo. Consúmelo enseguida.

BENEFICIOS

A la hora de pensar en cómo este zumo aporta calcio a nuestros huesos, debemos saber que, además del calcio que contienen el brócoli y el perejil, existen otros componentes igual de importantes que intervienen en su buena absorción. Estas sustancias son sobre todo la vitamina D, el magnesio y otros cofactores de absorción, como la vitamina A y la vitamina C.

La vitamina D la produce nuestro organismo al exponernos al sol, pero si la exposición solar no fuera buena, las moléculas de clorofila de este zumo verde tienen magnesio en su centro, el cual ayuda a absorber mejor el calcio. Así pues, la clorofila actúa como una forma de «sol almacenado», que regula el calcio y la deficiencia de vitamina D.

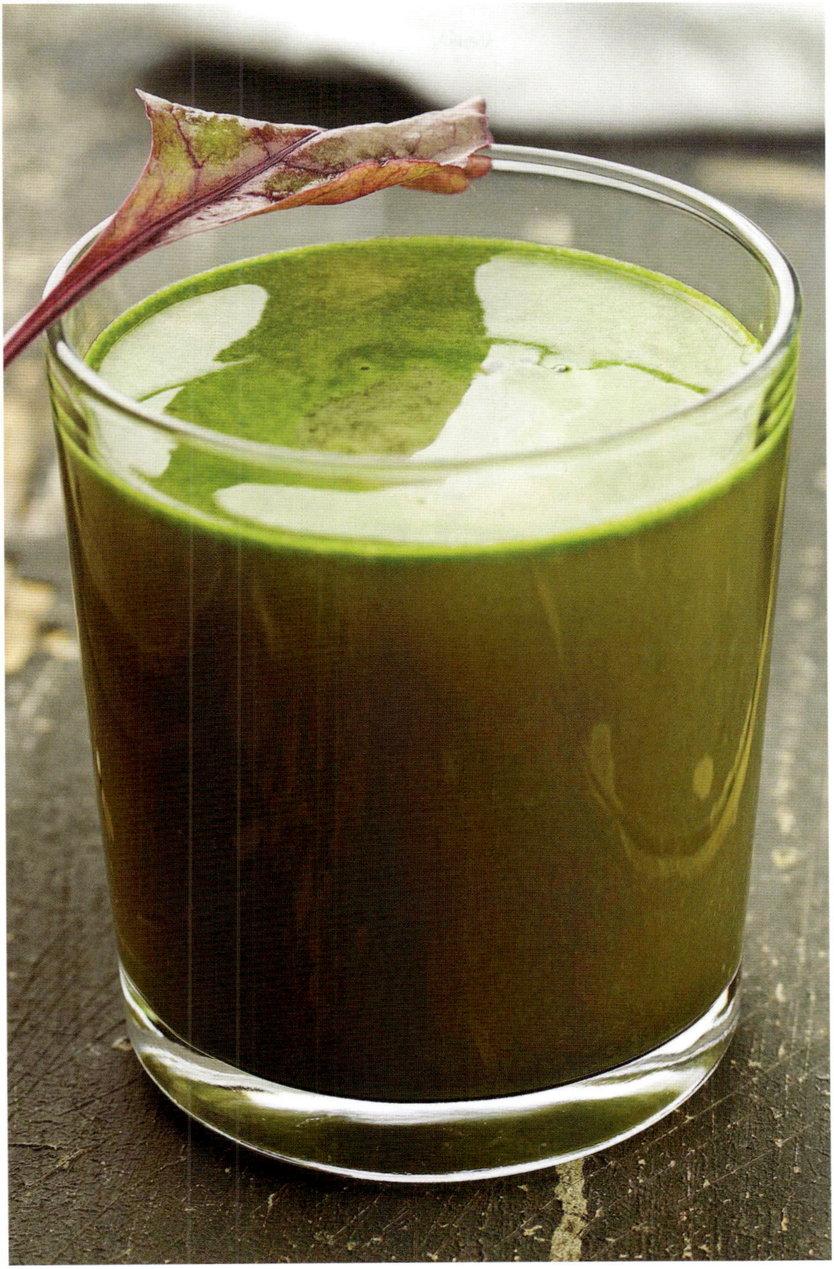

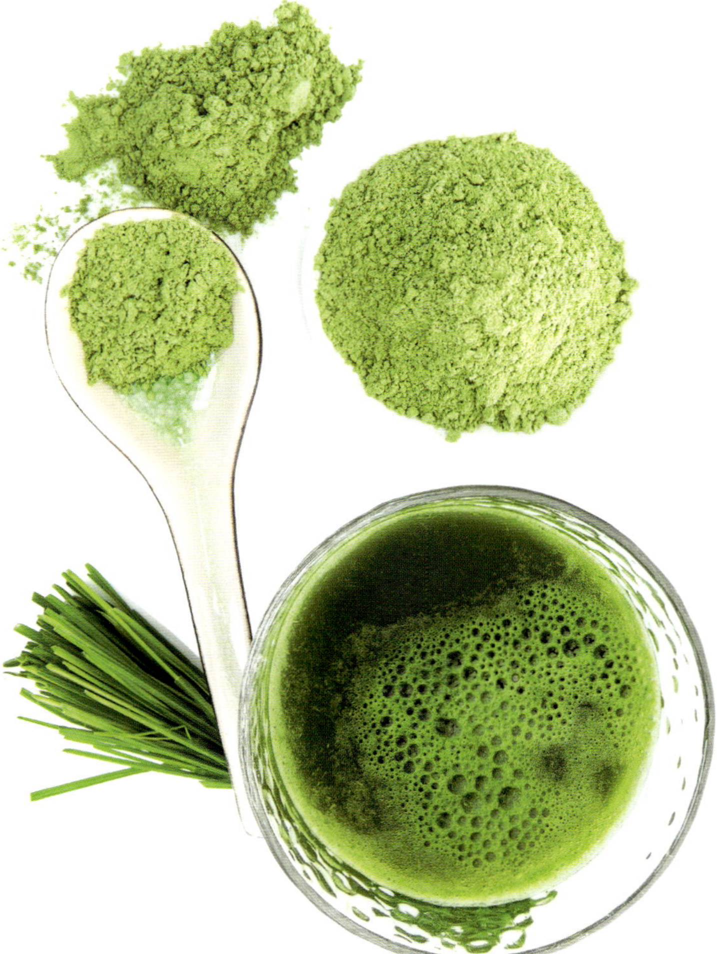

TOPPINGS

¿Estás pensando en agregarle un chute extra a tu zumo? ¡Claro que sí! En este último apartado comparto contigo algunos de los *toppings* que más recomiendo agregar a los zumos verdes. Todos ellos son *superfood,* superalimentos de un alto valor nutricional que harán que los beneficios de este elixir vegetal se multipliquen aún más.

Hasta cinco veces más antioxidantes que los arándanos

ACAI

El acai es una fruta que viene de una palmera que crece en zonas tropicales y subtropicales de Suramérica. Su pulpa tiene la mayor concentración de antioxidantes del reino vegetal. Es, además, un potente depurador del organismo y fortalece el sistema inmunitario. Aumenta el impulso sexual. Fortalece el sistema nervioso y también contiene altas dosis de ácidos grasos esenciales omega-3, 6 y 9, por lo que ayuda a combatir las enfermedades cardiovasculares.

Es muy rico en calcio, fibra, vitaminas A, E, C y del grupo B. Entre sus minerales, cabe destacar su alto contenido en calcio y magnesio, pero también contiene hierro, cinc y potasio.

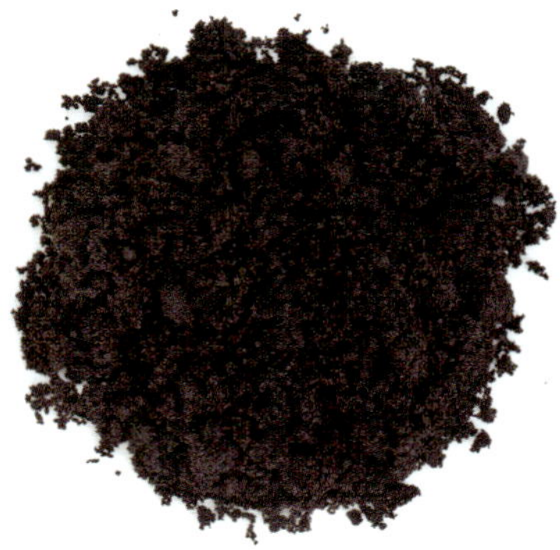

BROTES DE ALFALFA

Tienen el doble de proteína, cuatro veces más calcio y dos veces más hierro que la mayoría de los vegetales

La alfalfa, al igual que pasa con el resto de semillas y legumbres, cuando se consume germinada, multiplica sus nutrientes y enzimas, entre los que destaca muy especialmente la clorofila, potente desintoxicante de la sangre.

Los brotes de alfalfa tienen propiedades diuréticas y anti inflamatorias. Fortalecen el sistema inmunitario y mantienen la salud del sistema nervioso y de los huesos. También ayudan a regular el sistema digestivo y a mejorar los cuadros de estreñimiento.

Tienen un alto contenido en vitamina C, vitaminas del grupo B, vitamina A y vitamina K, que juega un papel muy importante en la fijación del calcio y en la coagulación de la sangre. En cuanto a minerales, son ricos sobre todo en hierro y calcio, en mayor proporción que la leche. Además, son también fuente de fósforo, magnesio, potasio y selenio.

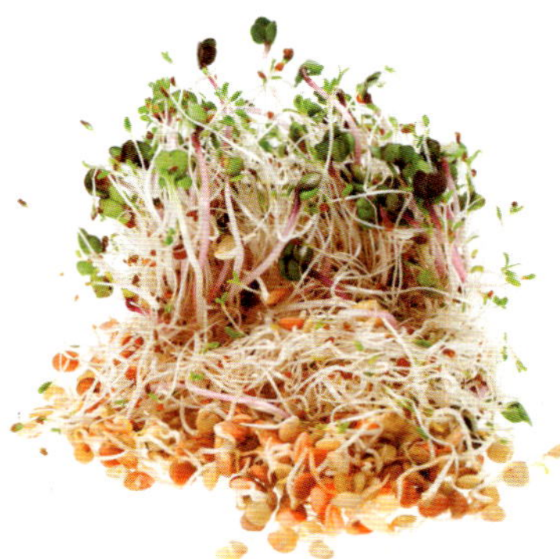

El antioxidante de la felicidad

NIBS DE CACAO O EN POLVO

Este valioso *superfood*, es muy rico en antioxidantes, por lo que ayuda a combatir el envejecimiento. Sobre todo es una gran fuente de magnesio, mineral imprescindible para fijar el calcio en los huesos. También tiene la propiedad de reducir los síntomas premenstruales.

El cacao, además, es un buen liberador de endorfinas, por ello favorece el buen estado de ánimo y el bienestar. Rico en polifenoles, también nos ayuda a proteger nuestra salud cardiovascular, a reducir la presión arterial y a evitar la coagulación de la sangre.

Aunque es bueno tomarlo diariamente, no debe hacerse en exceso, ya que su contenido en teobromina, sustancia excitante, actúa como la cafeína.

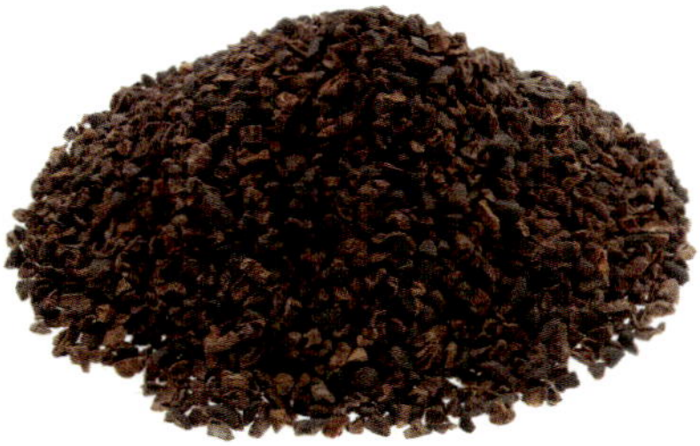

El mayor anticáncer

CÚRCUMA

La cúrcuma viene de la raíz de una planta. Por sus grandes propiedades anti inflamatorias., es muy recomendable para aliviar el dolor provocado por la artritis o los reumatismos. También es muy conveniente en inflamaciones de la boca (enjuagues con el polvo). Si tenemos unas encías muy sensibles, podemos cepillarlas con un poquito de polvo de cúrcuma.

Es una gran protectora del hígado y favorece la eliminación de toxinas.

Ayuda a combatir la formación de coágulos en la sangre, ya que limita la agregación plaquetaria, mejorando así la circulación y previniendo la arterosclerosis.

La cúrcuma contiene diez sustancias antioxidantes. Se ha demostrado que es, sobre todo, de gran valor en la lucha contra el cáncer en tres sentidos: favorece la eliminación de sustancias cancerosas, ayuda a nuestro cuerpo a producir sustancias anticancerosas y controla los diferentes factores que favorecen el crecimiento de tumores. Estas virtudes anticancerígenas se potencian en combinación con otra especia, la pimienta negra.

La cúrcuma ayuda a las digestiones y a la eliminación de gases del intestino.

Contiene vitamina C, vitamina B3, hierro, cinc, selenio y manganeso.

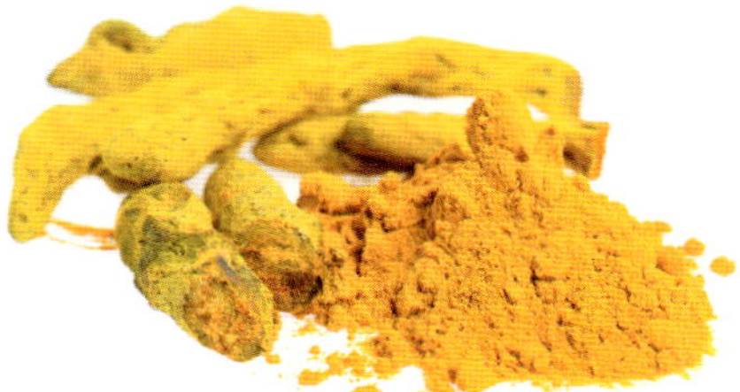

Contiene catorce veces más hierro que la carne

ESPIRULINA

Su gran contenido en clorofila da a este alga su color azul verdoso y la convierte en una gran detoxificadora de la sangre. La espirulina es un superalimento reconocido por las Naciones Unidas para combatir la anemia y la malnutrición en situaciones de emergencia humanitaria. Contiene proteínas y hierro, más digeribles y asimilables que las de la carne. Rica en antioxidantes, es una poderosa *anti-aging* y una gran recuperadora de la energía después del ejercicio físico o en períodos de agotamiento, por lo que también es altamente recomendable en la dieta de deportistas.

Contiene catorce veces más hierro que la carne. Entre sus antioxidantes, destacan los betacarotenos y el ácido linoleico. La espirulina es rica en vitamina E, calcio, fósforo y magnesio. Aporta ácidos esenciales que no encontramos ni en la carne, ni en el pescado o los huevos.

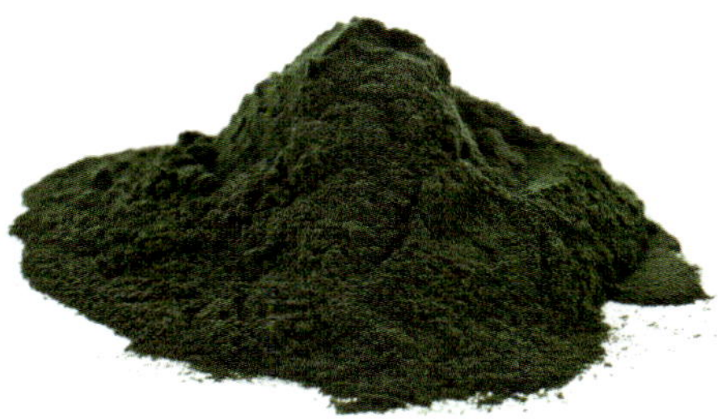

HIERBA DE TRIGO

El superalcalinizante

Este es el *topping* estrella de cualquier zumo verde, ya que es uno de los más potentes alcalinizantes que regula el pH de nuestra sangre. Contiene gran cantidad de clorofila, por lo que tiene un papel muy importante en la reestructuración celular y la depuración y el fortalecimiento del sistema circulatorio sanguíneo.

También limpia el sistema digestivo. Los estudios de Ann Wigmore (creadora del Instituto de Salud Hipócrates) han demostrado que puede ayudar a revertir el cáncer y otras enfermedades graves como la diabetes. No solamente limpia el organismo de toxinas, sino que también lo libera de metales pesados. Y es un gran desintoxicante del hígado.

La hierba de trigo contiene una altísima concentración de vitamina A, vitamina C y de minerales como calcio, potasio, cinc, magnesio y hierro.

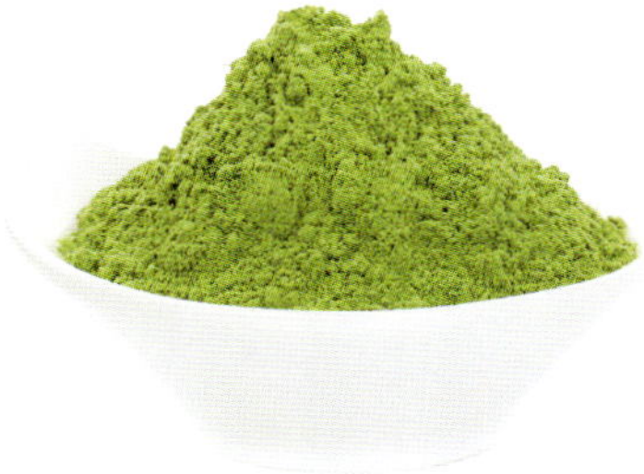

MACA

Superpoder físico y mental

La maca aporta muchísima vitalidad y aumenta la resistencia física y mental de nuestro organismo, por lo que está muy indicada para deportistas y atletas, pero también para niños y personas que se sienten débiles después de una enfermedad. Es, además, un gran vigorizante y regulador hormonal que ayuda a aliviar los síntomas de la menopausia y a reequilibrar los ciclos menstruales. Ayuda a incrementar la fertilidad y a potenciar la libido y la función sexual. Su gran aporte en hierro mejora los síntomas de anemia.

Además de contener todos los aminoácidos esenciales para nuestro organismo, también tiene un alto contenido en vitaminas B1, B2, C y E y otros minerales aparte del hierro, como calcio, potasio, fósforo, yodo y magnesio.

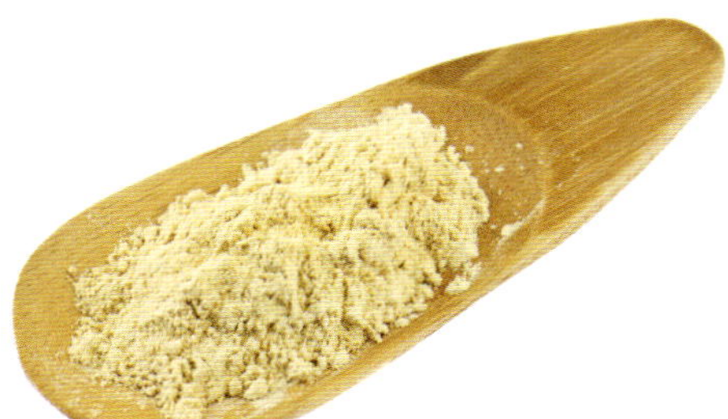

Superalimento del sistema inmunológico

POLEN DE ABEJA

El polen, muy rico en nutrientes, es un reconstituyente energético natural que, además, refuerza el sistema inmunológico, especialmente en épocas de cambio de estación. Aparte de tener propiedades antibacterianas, equilibra el pH de la sangre y aumenta la hemoglobina, por lo que también es un buen regenerador sanguíneo.

El polen es un refuerzo nutricional que, tomado regularmente, nos ofrece remedio universal para tratar infinidad de desequilibrios: problemas de la menstruación o menopausia, estreñimiento, diarreas, ansiedad, depresión, anemia, estados de convalecencia, cansancio crónico, problemas digestivos, reumatismos, inflamaciones de tejidos, resfriados, astenias durante el cambio de estación.

Contiene un gran número de enzimas y vitaminas (todas las vitaminas del grupo B y también las vitaminas A, D, E y C), así como sales minerales y oligoelementos como calcio, cloro, cobre, hierro, magnesio, manganeso, fósforo, potasio, silicio, azufre y algunas sustancias antibióticas.

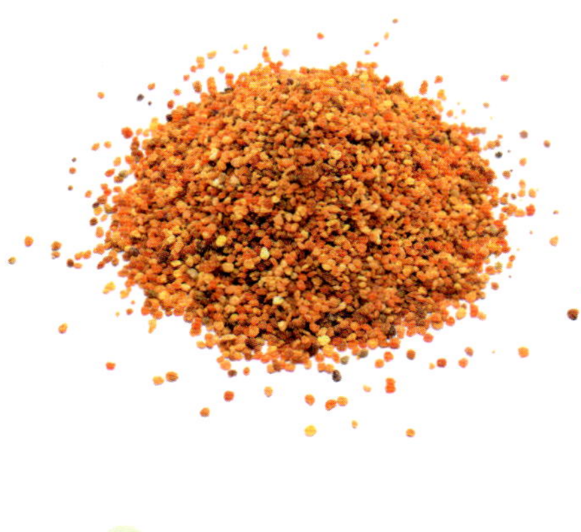

Un chute de proteína vegetal

SEMILLAS DE CÁÑAMO

Lejos de lo que se pueda pensar, las semillas de cáñamo no contienen ninguna sustancia psicotrópica y son una importante fuente de proteínas vegetales, que destacan por su asimilación, digestibilidad y biodisponibilidad, ya que contienen todos los aminoácidos esenciales y además no proceden de cultivos modificados genéticamente, como es el caso de la soja. Su riqueza en ácidos grasos omega-3 y omega-6 las hacen muy aconsejables para cuidar o prevenir las enfermedades cardiovasculares. Participan también en el buen funcionamiento del sistema inmune y son un potente antioxidante.

Contienen un amplio abanico de vitaminas: A, C, D, B y E.

Entre sus minerales, hay que destacar el calcio, el fósforo y el hierro, los tres minerales necesarios para conseguir unos tejidos en perfecto estado, así como una estructura ósea fuerte.

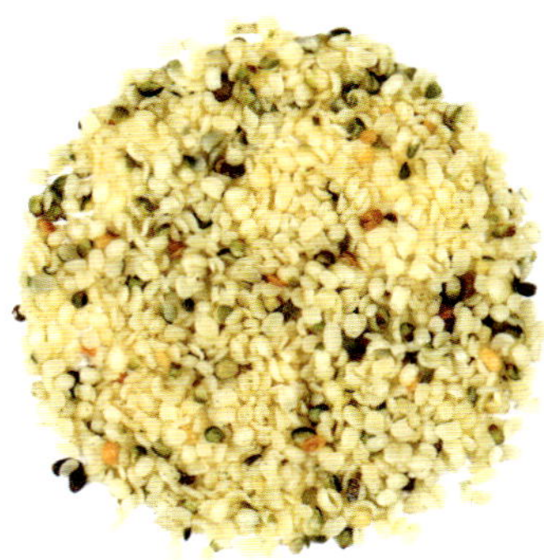

Siete veces más omega-3 que el salmón

SEMILLAS DE CHÍA

A la chía se le atribuye dos veces la proteína de cualquier otra semilla y cinco veces el calcio de la leche. Aparte, contiene grandes cantidades de ácidos grasos esenciales omega-3, incluso más que el salmón o las semillas de lino. Reducen los antojos y nos hacen sentir llenos más rápido, debido a que absorben diez veces su peso en agua, y eso forma un gel voluminoso que es el que produce la sensación de saciedad y también el que retrasa el aumento de azúcar en la sangre, por lo que es una semilla muy valiosa para las personas con diabetes.

Aparte, la chía es muy rica en antioxidantes. Refuerza el sistema inmunológico y tiene una importante acción anticancerígena.

También es fuente de vitamina C y vitaminas del grupo B, sobre todo B3. Los minerales que más destacan en su composición son: potasio, calcio, fósforo, magnesio, cinc, cobre y manganeso.

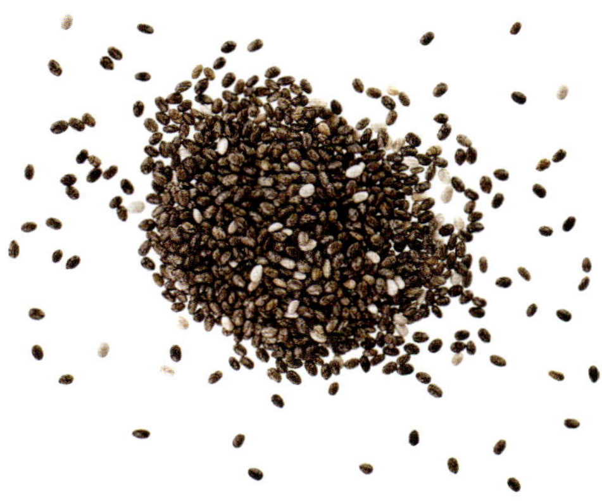

PREGUNTAS MÁS FRECUENTES

¿Es bueno lavar, cortar y guardar los vegetales en la nevera con antelación?

Es preferible lavar y cortar los vegetales justo antes de utilizarlos. Los vegetales más duros, como las zanahorias, los pepinos o la remolacha, se pueden lavar antes, secar bien con un paño de toalla o papel de cocina y guardar en la nevera o cesta. Los vegetales de hoja verde son más delicados; si se lavan, hay que ser extremadamente cauteloso, ya que si quedan algo húmedos puede que se marchiten y se pudran enseguida.

Cortar los vegetales hará que estos empiecen a oxidarse. No se conoce exactamente el grado de pérdida nutricional, pero está claro que será preferible mantenerlos enteros hasta el último minuto.

Aun así, si dejar los ingredientes preparados con antelación es la única manera de hacer caber los zumos en tu rutina diaria, ¡ni lo dudes!

Un zumo conservado de esta manera puede permanecer fresco en la nevera hasta 72 horas.

¿Puedo prepararme el zumo la noche antes?

Esta es una de las preguntas que más recibo, ya que muchos de nosotros vamos a contrarreloj desde el momento en que suena nuestro despertador. En ocasiones, resulta imprescindible preparar el zumo la noche anterior e incluso algunos días antes, ya que de lo contrario sería imposible incluir este elixir en nuestra alimentación. Siempre, siempre, SIEMPRE será mejor consumir el zumo justo después de prepararlo, porque con el paso del tiempo este pierde nutrientes, pero si no tienes otra opción te aconsejo lo siguiente:

1. Utiliza un extractor Cold Press, ya que conserva mucho mejor los nutrientes.

2. Si el zumo en sí no lleva limón como ingrediente, agrégale unas gotitas de este por su efecto conservador.

3. Guarda el zumo en un bote de cristal o recipiente opaco y mantenlo refrigerado hasta el último momento antes de consumirlo. Hay quien envuelve los botes de cristal con papel de aluminio.

4. Asegúrate de no dejar espacio entre el zumo y el tapón del envase. De esta manera no quedará espacio para el aire y no se producirá tanta oxidación.

¿Cuándo es mejor tomar el zumo verde?

Mi recomendación es tomarse el zumo verde a primera hora de la mañana con el estómago vacío. Es entonces cuando tu cuerpo necesita toda la hidratación posible, después de haber pasado varias horas sin agua, y cuando el sistema digestivo está más limpio y tendrá menos barreras para poder absorber el máximo de nutrientes que le ofrezcamos. Además, el zumo matutino te hará arrancar el día con muchísima energía y optimismo. Si no puedes tomarte el zumo en ayunas, asegúrate de tomarlo siempre con el estómago vacío, ya que cualquier otro alimento interferirá en la absorción de sus micronutrientes y elementos beneficiosos.

¿Qué hago con la fibra que me sobra de hacer el zumo?

A muchos la idea de preparar zumos no les convence porque les da pena desperdiciar la fibra de los ingredientes. Si eres uno de ellos, no tienes excusa porque con la pulpa de tus vegetales tienes un sinfín de posibilidades. Antes de deshacerte de ella considera:

1. Preparar *snacks*, sopas, hamburguesas e incluso postres veganos y crudiveganos. En internet encontrarás miles de estas recetas que elaborar con la pulpa restante de los zumos verdes.

2. Preparar tu propio abono para tus plantas o tu jardín.

¿Puedo congelar el zumo verde?

Sí, pero debes congelarlo inmediatamente después de ser exprimido para que pierda la menor cantidad de nutrientes posible. Un zumo congelado puede guardarse entre siete y/o diez días. Asegúrate de dejar espacio entre el líquido y el tapón de la jarra, ya que el zumo se expandirá durante su congelación.

BIBLIOGRAFÍA

CAR, Kriss. http://kriscarr.com/blog-video/my-green-juice-toolkit-video-recipe-infographic-faqs/

CROSS, Joe. http://www.rebootwithjoe.com/

CALBOM, Cherie, MS, CN. *Juicing, Fasting, and Detoxing for Life*. Ed. Grand Central Life & Style, febrero de 2014.

BAUTEKO, Victoria. *La Revolución Verde*. Ed. Gaia, 2013.

COUSENS, Gabriel. M.D. *Rainbow Green Live-food Cuisine*. Ed. North Atlantic Books, 2003.

ORTEGA, Rosa María; LÓPEZ SOBALER, Ana María; REQUEJO MARCOS, Ana María; CARVAJALES, Pedro Andrés. *La Composición de los alimentos. Herramientas básicas para la valoración nutricional.*

KENNY, Matthew. Culinary Nutrition Program Guidebook, 2014.

Agradecimientos

Como dijo el poeta cubano José Martí: «Hay tres cosas que cada persona debería hacer durante su vida: plantar un árbol, tener un hijo y escribir un libro». Pasito a pasito, así me siento cada día más completa y feliz de estar creciendo haciendo lo que más me apasiona: aprender y difundir salud.

Es un honor y una ilusión tremenda para mí poder presentar este libro como mi primera pequeña obra escrita. En mente tenía ya un libro cuando del cielo me cayó esta gran oportunidad de escribir sobre uno de los temas de la nutrición que, sin duda alguna, me ha llevado a seguir el estilo de vida que sigo ahora, los zumos verdes.

En este pequeño fragmento quiero dar las gracias a todos aquellos que lo han hecho posible, y no puedo empezar con nadie más que con Marta Vergés, mi colaboradora, colega, mi chef Raw, mi "compi" de risas y lágrimas, mi estrella y mi todo. ¡Gracias! Dar también las gracias a mi familia por el apoyo, el espacio y la ilusión compartida conmigo. Como no, agradecida con Aina Bestard, diseñadora e ilustradora, por descubrirme a Zahorí de Ideas y a su editora Marta Lorés. Agradecida a Ganesha por estar siempre presente y firme a mi lado. Y, sobre todo, a quien más quiero agradecérselo es a ti, a ti y a toda la pequeña GRAN comunidad de seguidores que leéis mi trabajo, por las bonitas palabras que me escribís, por el apoyo recibido día tras día y por la motivación que creáis en mí de seguir con este proyecto de vida.

*Námaste**

1ª edición: enero de 2015
1ª reimpresión: febrero de 2015
2ª reimpresión: abril de 2015
3ª reimpresión: mayo de 2015
4ª reimpresión: agosto de 2015
5ª reimpresión: noviembre de 2015

Coordinación y realización editorial: Zahorí de Ideas
Textos: Carla Zaplana
Diseño y maquetación: Mot
Ilustraciones: Aina Bestard
Corrección de estilo: Diana Novell

ISBN: 978-84-16220-19-9
DL: B 24094-2014
Impreso en Eslovenia por GPS Group
DO20199